GUIDE POUR

Aider les infirmières scolaires

pour leur concours et dans leurs fonctions

Françoise Boban
Odile Fachin

La collection *Guide pour* est dirigée par Dominique Sénore

Les auteures, Françoise Boban et Odile Fachin, sont infirmières scolaires. Au cours de leur carrière, elles ont toutes deux été infirmières conseillères techniques auprès de leurs inspecteurs d'académie respectifs.

Les contenus de cet ouvrage ont été validés par :

Madame Josette Morand,
infirmière conseillère technique au rectorat de Lyon.

Madame Lucette Agniel,
infirmière conseillère technique à l'inspection académique de l'Ain.

Madame Véronique Ducard-Chrétien,
infirmière conseillère technique à l'inspection académique du Rhône.

Madame Marie-Christine Laurent,
infirmière conseillère technique à l'inspection académique de la Loire.

Cet ouvrage a été imprimé sur un papier 100 % recyclé

Sommaire

Introduction

Avant de commencer la présentation de ce guide, nous tenons à faire une remarque préliminaire importante. D'une manière générale, les personnels infirmiers sont majoritairement des femmes. C'est le cas dans les hôpitaux où 87 % d'entre eux le sont (source : DREES, 2004), mais c'est le cas également dans l'Éducation nationale où le phénomène est plus accentué encore. Ainsi, par exemple, les infirmières travaillant en équivalents temps plein (ETP 2006-2007) dans l'académie de Grenoble sont au nombre de 262, les infirmiers, eux, étant au nombre de 3, tandis que dans l'académie de Lyon les effectifs sont respectivement de 296 et 18 (ETP 2006-2007). C'est la raison pour laquelle, et bien que ce soit contraire à l'usage, nous utiliserons le féminin tout au long de ce guide pour désigner l'ensemble des candidats au concours et des personnels en fonction.

Cette remarque étant faite, abordons maintenant la présentation du guide lui-même. Ce dernier s'adresse principalement à tous ceux et toutes celles qui désirent préparer le concours d'infirmière scolaire et intégrer ainsi l'Éducation nationale. Son objectif est de leur apporter une aide. C'est ainsi qu'au fil des recherches et des exercices proposés par l'ouvrage, les candidates seront amenées à mobiliser, organiser et retenir toutes les informations nécessaires pour traiter les sujets du concours en constituant des dossiers de travail sur des thèmes précis.

Contrairement à une situation d'examen, où la réussite est liée à une note suffisante, un concours intègre la notion de classement et oblige à faire partie des meilleures. Chaque élément a donc de l'importance, qu'il s'agisse de la présentation du devoir, de l'orthographe, de la méthodologie employée par la candidate, de la clarté de l'expression ou des connaissances dont il faut faire preuve dans un temps limité.

Au fil des thèmes développés, ce guide propose des outils pour réussir. Il répond aux questions « que chercher ? où ? comment ? » en aidant les candidates à trouver les informations utiles. Il les guide dans les arcanes du système éducatif et les conduit à mieux comprendre ce que l'on attend d'un infirmier ou d'une infirmière scolaire. Il les incite à un travail personnel soutenu fait de lectures, de recherches et de rencontres avec différents partenaires. Il organise les révisions selon un schéma précis.

D'une manière générale, pour les candidates qui ont déjà une compétence et une histoire, il s'agit de réaliser deux adaptations : l'une au monde scolaire, l'autre au travail avec les enfants et les adolescents. Le concours sélectionnera notamment sur cette capacité à s'adapter.

Cet ouvrage peut aussi être utile aux professionnelles de santé et aux étudiantes des *instituts de formations en soins infirmiers* (IFSI) qui veulent en savoir plus sur cette orientation professionnelle, sur les méthodes de travail de l'infirmière scolaire, sur son rôle et ses missions. Il peut encore servir aux infirmières nouvellement nommées à l'Éducation nationale si elles souhaitent approfondir les thèmes traités.

À l'origine, pour l'édition 2001, un comité scientifique avait choisi les thèmes à retenir et défini le cadre précis de l'ouvrage. Pour la présente édition, ces choix n'ont pas été remis en cause. La refonte de l'ouvrage correspond pour l'essentiel à une mise à jour des contenus, notamment en ce qui concerne les textes officiels. Quant aux deux auteures, elles sont encore, ou ont été, infirmières responsables départementales.

Ce guide a pour ambition d'accompagner toute candidate qui décidera de l'utiliser, depuis sa prise de décision de se présenter au concours jusqu'à son installation dans un premier poste. Cet objectif ambitieux ne pourra se réaliser qu'avec une participation très active de celle-ci. Elle devra fournir un travail personnel important, prix à payer pour une meilleure chance de réussite et une bonne adaptation à sa nouvelle fonction.

Avant d'aborder le concours lui-même, découvrons ensemble cette profession. L'infirmière scolaire est d'abord et avant tout infirmière. « Est considérée comme infirmière toute personne, qui, en fonction des diplômes qui l'y habilitent, donne habituellement des soins infirmiers sur prescription ou conseil médical, ou bien en application du rôle propre qui lui est dévolu. En outre, elle participe à différentes actions notamment en matière de prévention, d'éducation à la santé et de formation ou d'encadrement » (Code de la santé publique, titre II, chapitre I, article L 473). Quel que soit son mode d'exercice et d'activité, sa pratique professionnelle est régie par le décret n° 2004-802 du 29 juillet 2004 relatif à la fois aux règles professionnelles et aux compétences infirmières. L'infirmière scolaire applique de plus la circulaire sur les *orientations générales pour la politique de santé en faveur des élèves* et sur *les missions des infirmières* du 12 janvier 2001 que nous aborderons plus loin. Elle fait aujourd'hui partie intégrante de l'équipe éducative et a un rôle à jouer d'une part dans l'accueil, l'accompagnement et le suivi des élèves, et, d'autre part, dans la prévention et l'éducation à la santé. Elle agit au sein d'une équipe composée du médecin scolaire et de l'assistante sociale, dans le respect des compétences de chacun. Sa présence régulière dans un établissement lui permet de travailler en liaison avec l'ensemble du personnel, dont les enseignants, mais aussi avec les parents des élèves. Elle fonctionne en réseau avec les professionnels de santé extérieurs à l'Éducation nationale tels que les médecins traitants, les médecins hospitaliers et tous les autres partenaires utiles pour l'exercice, dans les meilleures conditions possibles, des missions qui sont les siennes.

Toutes ces liaisons seront déclinées dans ce guide. Les médecins de l'Éducation nationale et les infirmières participent au fonctionnement des établissements scolaires. Ils peuvent siéger au conseil d'administration (au sein du collège administratif). Ensemble, ils participent au conseil de classe chaque fois qu'ils peuvent apporter des éléments susceptibles d'éclairer la situation d'un élève dont ils connaissent le cas personnel. Dans les établissements, ils assistent de droit aux séances de la *commission d'hygiène et de sécurité* en qualité d'experts. Ainsi, au sein de la collectivité scolaire, le travail en équipe implique un partage des compétences et des regards portés sur l'élève par chacun des intervenants : le chef d'établissement, son adjoint, le conseiller principal d'éducation, les enseignants, les autres personnels.

L'infirmière doit savoir créer et utiliser des plages communes ou des connexions avec l'équipe éducative pour que la santé fasse partie des préoccupations partagées au sein de l'établissement, particulièrement dans le domaine de l'éducation à la santé. Elle apporte un regard professionnel spécifique complémentaire pour aider la collectivité scolaire à essayer de résoudre ses problèmes en appréhendant l'élève dans sa globalité.

L'infirmière agit dans le cadre de la *mission de promotion de la santé* en faveur des élèves. Sont concernés le service médical et le service infirmier auxquels est associé le service social en faveur des élèves. Il n'y a pas de liens hiérarchiques entre médecins, infirmières et assistants sociaux ; seuls existent des liens fonctionnels étroits, que ce soit au niveau national, académique, départemental, au niveau des bassins de formation ou d'emploi, ou encore à un niveau local. Chacun agit, là aussi, dans son domaine de compétences.

Il ne suffit pas d'être infirmière pour devenir infirmière scolaire. En effet, nous sommes loin des connaissances acquises lors de la formation : l'institution, la hiérarchie, l'organisation du travail, les missions et les fonctions sont différentes du monde hospitalier. Ainsi, même après avoir réussi le concours, il n'est pas rare de voir les personnes venant d'être nommées rester dans leurs infirmeries (lieu clos si l'on s'y cantonne) pour « soigner » et se sentir en sécurité dans leur champ de compétences initiales, hors du reste de leurs missions : dépistage, santé publique, suivi des élèves en difficultés et éducation à la santé. Il leur faudra entreprendre une mutation professionnelle pour s'adapter et intégrer leurs nouvelles tâches en découvrant progressivement un autre espace : celui de l'infirmière scolaire. Au début, elles se sentiront moins en sécurité, le terrain de leurs connaissances pourra parfois leur paraître mouvant, leur maîtrise des problèmes et des situations incertaines. Mais, peu à peu, elles apprendront à répondre à ce que l'institution attend d'elles. Elles exerceront alors un métier passionnant.

Le concours est organisé sur décision ministérielle. Le recrutement est ouvert pour un certain nombre de postes. Le total de ceux-ci représente le nombre de postes nécessaires aux académies déficitaires (départs en retraite, congés longue durée, créations, etc.). Il peut avoir lieu à tout moment d'une année civile. Mais, le plus souvent, les académies le mettent en place au cours du premier semestre afin que chacun soit à son poste à la rentrée suivante.

Les renseignements peuvent être obtenus dans chaque rectorat auprès de la *division des examens et concours*. On peut aussi se connecter régulièrement au site Internet de l'académie souhaitée et consulter la rubrique « concours ». Le dossier et les formulaires d'inscription sont en ligne.

Le diplôme d'État d'infirmière, ou l'un des diplômes équivalents dont la liste est fournie avec le dossier d'inscription, est exigé. Les infirmières titulaires du diplôme d'État d'infirmière de secteur psychiatrique peuvent s'inscrire depuis l'arrêté du 28 juillet 1999.

Pour augmenter ses chances de réussite, il est indispensable de développer une curiosité pour tout ce qui concerne la santé et l'éducation, d'apprendre à constituer des dossiers thématiques et de s'exercer à mobiliser ses savoirs pour s'autoévaluer. Il faut être attentive à l'actualité, lire beaucoup, se documenter y compris par l'information « grand public » facilement accessible (et gratuite !). Être à l'écoute de tout, c'est déjà, en soi, une méthode de travail.

Les règles d'organisation générale du concours de recrutement, avec une épreuve écrite d'admissibilité et une épreuve orale d'admission, sont fixées par l'arrêté du 13 mai 2004. La préparation sur le fond est identique, mais, en appliquant notamment la méthodologie indiquée ici, la candidate peut décliner ses connaissances sous la forme demandée. Le programme de révision recouvre celui du diplôme d'État. Il est plus particulièrement ciblé sur le domaine de l'enfance et de l'adolescence et sur l'éducation à la santé.

La composition du jury chargé de l'appréciation des épreuves est fixée par arrêté ministériel. Il comprend le président, qui fait partie du personnel administratif du recteur et qui le représente, un médecin en fonction dans l'Éducation nationale, un médecin de santé publique, un chef d'établissement, une infirmière conseillère technique (rectorale ou académique) et une infirmière de classe supérieure en activité. Il est essentiel de ne pas oublier la notion de concours car seules les mieux préparées réussissent, avec quelquefois des moyennes très élevées.

L'épreuve écrite consiste à composer un devoir en trois heures sur une ou plusieurs questions concernant la profession. Les sujets ne se présentent pas de la même façon dans toutes les académies. Ils peuvent prendre la forme soit d'un cas concret, soit de plusieurs questions théoriques. Dans les fiches méthodologiques, nous proposons à titre d'exemples quelques sujets des années précédentes, issus de différentes académies.

À l'épreuve orale ne sont autorisées à participer que les candidates ayant obtenu un nombre de points fixés par le jury, nombre au moins supérieur à 7. Celle-ci est constituée d'un exposé de quinze minutes durant lequel la candidate présente son parcours professionnel et sa motivation à exercer son métier dans l'Éducation nationale. Une conversation, elle aussi de quinze minutes, s'engage ensuite avec les membres du jury. Les échanges doivent permettre à ces derniers de juger de la capacité de la candidate à s'adapter à son nouvel emploi, de son aptitude à dialoguer, à travailler en équipe et à se positionner comme adulte référent face aux élèves. Toutes les réponses sont appréciées dans le respect des valeurs de l'Éducation nationale : liberté de choix, égalité, neutralité, respect de l'autre, respect de la loi...

Abordons maintenant l'affectation après la réussite. Bien que le concours soit organisé par le ministère, les affectations sont académiques. Cela signifie que les lauréates sont nommées sur l'un des postes vacants de l'un des départements de l'académie dans laquelle elles passent le concours. Une liste principale et une liste complémentaire sont dressées à l'issue des épreuves. Lorsque la liste principale est épuisée, et s'il reste des postes, la première de la liste complémentaire est contactée et ainsi de suite jusqu'à attribution de tous les postes.

Les lauréates se voient parfois proposer des postes tardivement : l'attribution des postes se fait après le mouvement académique des personnels titulaires, puis il faut attendre le résultat des commissions paritaires des autres académies pour le mouvement interacadémique. Ce n'est qu'ensuite, et souvent fin juin-début juillet, que la liste composée de celles qui ont réussi le concours peut être établie. Chaque personne contactée a droit à un très court délai de réflexion. Il est indispensable de réfléchir par anticipation à toutes les possibilités en fonction de sa situation familiale et de sa motivation personnelle car les candidates doivent répondre le plus rapidement possible par écrit dès l'instant où une proposition de poste leur est faite. À cet égard, il est très important qu'elles pensent à donner leur adresse et indispensable qu'elles communiquent les numéros de téléphone qui permettront de les joindre rapidement si les personnes en charge de l'attribution des postes l'estiment nécessaire. Il faut aussi compter avec les vacances d'été des personnels administratifs des services rectoraux, ce qui interrompt temporairement l'attribution des postes. Certaines ne se voient proposer leur nomination qu'en septembre, car l'administration applique les textes en vigueur. Son seul objectif est de pourvoir les postes vacants. Les personnes les moins bien classées peuvent ne pas être satisfaites par les propositions (éloignement, type de poste). Un refus fait perdre le bénéfice de la réussite au concours, sans toutefois empêcher de se représenter à la session suivante.

Il est intéressant de donner quelques indications sur ce qui se passera après le concours, lors de la première année de travail. Si elle est à temps plein, l'infirmière est stagiaire durant un an (à mi-temps, vingt-quatre mois). À l'issue du stage, les personnes dont les services ont donné satisfaction sont titularisées sur le poste qu'elles occupent si elles ont été nommées à titre définitif, ou participent au mouvement si elles ont été nommées à titre provisoire. Les stagiaires qui n'ont pas été titularisées à la fin de la période légale peuvent être autorisées à accomplir un stage complémentaire d'une durée maximale d'un an. La commission administrative paritaire académique, instance composée de représentants de l'administration et de représentants du personnel, en décidera. Les stagiaires qui n'ont pas été autorisées à effectuer un stage complémentaire, ou dont celui-ci n'a pas donné satisfaction, sont soit licenciées si elles n'avaient pas la qualité de fonctionnaire, soit réintégrées dans leur corps d'origine. À l'issue de l'année de stage, les infirmières qui travaillaient ou avaient déjà travaillé auparavant sont reclassées en fonction de leur ancienneté sous certaines conditions qui seront évoquées plus loin. La durée du stage est prise en compte pour l'avancement dans la limite d'une année.

Les infirmières qui auront exercé une activité professionnelle de même nature avant leur nomination dans le corps pourront bénéficier, lors de leur titularisation, d'une reprise d'ancienneté, sous réserve de ne pouvoir se prévaloir de dispositions plus favorables. La totalité des services accomplis en qualité d'infirmière dans le secteur public (y compris l'armée) comme dans le secteur privé (y compris en libéral) avant la nomination dans le corps peut être prise en compte pour le classement au moment de la titularisation et pour la détermination du traitement durant l'année de stage dès le recrutement en qualité de stagiaire. En revanche, cette reprise d'ancienneté ne peut être accordée qu'une fois au cours de la carrière. La demande de bonification doit être présentée, avec tous les justificatifs nécessaires, aux services de la division des personnels dans un délai de six mois à compter de la nomination. Il pourra être astucieux, pour les hospitalières, de demander un détachement ; ainsi, pendant leur année de stage à l'Éducation nationale, elles seront rémunérées selon l'indice de l'hôpital (salaire sans primes). De plus, dans l'hypothèse où le travail ne leur conviendrait pas, elles pourront réintégrer l'hôpital.

Conformément à la circulaire n° 2003-78 du 23 octobre 2003 relative aux statuts des infirmières des services médicaux des administrations de l'État, le corps comprend dorénavant deux grades [1] : les infirmières de classe normale (premier grade), celle-ci comptant huit échelons, et les infirmières de classe supérieure (deuxième grade), celle-ci en comptant six. Il n'est pas prévu de distinction s'agissant de fonctions pouvant être confiées aux agents de l'une ou l'autre classe. La fonction d'infirmière conseillère technique peut donc être confiée soit à une infirmière de classe normale soit à une infirmière de classe supérieure. Les candidates exercent le plus souvent en milieu hospitalier ou ont arrêté leur travail depuis quelques années pour des raisons personnelles ; parfois même, mères de jeunes enfants, elles souhaitent une vie plus régulière et envisagent d'évoluer dans le milieu éducatif. À ce stade, elles ont une idée assez imprécise de ce qui les attend. Il est donc important pour elles de découvrir et de connaître cette profession. C'est ce que permet cet ouvrage qui comporte des fiches thématiques, méthodologiques et d'évaluation, et qui, outre la préparation du concours, propose de découvrir la profession qu'elles souhaitent exercer.

Les thèmes ont été choisis pour leur pertinence et leur actualité dans l'objectif du concours. Ils ne constituent qu'une partie de ce que l'infirmière est susceptible d'aborder au quotidien, mais ils serviront de trame pour tous les sujets restant à étudier. Les pathologies n'ont, volontairement, pas été retenues car elles constituent la base du savoir infirmier et sont plus faciles à trouver dans la documentation courante et accessible (Internet, livres, cours personnels, etc.). Dans la planification de leurs révisions, les candidates devront penser à prévoir un peu de temps

1. Premier grade : indice 307 à 480. Deuxième grade : indice 410 à 533.

pour les traiter. Le choix a donc porté sur la partie propre à l'Éducation nationale avec une méthodologie reproductible.

Le guide se compose de sept fiches thématiques dans lesquelles sont exposées les connaissances indispensables. Viennent ensuite les fiches méthodologiques correspondantes qui incitent au travail personnel et à la recherche d'informations complémentaires. Elles proposent donc une méthodologie pour aider la candidate à mobiliser ses propres connaissances. Elles donnent également des exemples de sujets de concours des années précédentes. De plus, on trouvera en fin d'ouvrage deux annexes consacrées aux épreuves de concours. La première propose des conseils généraux concernant tant l'écrit que l'oral. La seconde présente deux sujets donnés à l'écrit lors de concours antérieurs, avec pour chacun d'eux une proposition d'analyse et de rédaction. Les annexes III, IV et V, quant à elles, précisent et complètent des idées importantes déjà développées dans les fiches thématiques. Suit un glossaire explicitant les termes spécifiques, en particulier ceux du domaine scolaire. Enfin, une bibliographie visant à élargir les champs de réflexion termine l'ouvrage.

Pour un travail efficace, il est nécessaire d'accompagner l'étude du guide par la tenue d'un cahier personnel. Celui-ci fera apparaître le planning des révisions. Il contiendra les réponses aux questions posées notamment dans la seconde partie, mais aussi les points importants et les résumés à retenir. Les différents questionnaires ont pour objectif de permettre à la candidate de faire émerger son propre vécu. Le cahier personnel sera alors le reflet de ce parcours individualisé de révisions. Chacune peut utiliser son parcours personnel et professionnel pour étayer l'organisation de la documentation, mais aussi la mobilisation des savoirs précédemment acquis ou nouveaux. Ce guide n'est donc en aucun cas un recueil théorique exhaustif condensé, ni le passeport pour une réussite obligatoire. Il ne peut être qu'un ensemble de pistes, pratiques et progressives, qui, en fonction d'un travail personnel important, conduira la candidate sur son propre parcours de révisions vers le concours.

Pour en tirer un bénéfice maximum, chaque fiche thématique doit être lue une première fois entièrement dans le but de prendre connaissance du thème. Puis il faut rechercher la définition des mots inconnus ou importants. Enfin, il importe de réfléchir et de noter sur le cahier les idées pouvant être reliées au sujet, l'actualité s'y rapportant, ainsi que les expériences personnelles et professionnelles qui peuvent s'y rattacher. Il est bon de lire quelques ouvrages de référence cités dans la bibliographie. Fort de tous ces apports, la lectrice doit alors relire la fiche afin d'en retenir le propos. Puis, livre fermé, elle fait un résumé de ce qu'elle a retenu et vérifie, par comparaison, l'exactitude de ses écrits. Ensuite la fiche méthodologique peut être abordée. Elle sert à étoffer le sujet et à compléter les connaissances de base par la pratique. Elle prépare à l'écrit grâce aux exercices proposés, et à l'oral grâce aux rencontres avec des partenaires.

Il faut savoir que ce travail de révisions est important, qu'il demande une organisation certaine, notamment en ce qui concerne la gestion du temps. Cependant, s'il est réalisé sérieusement, il permettra d'aborder le concours avec plus de facilité et de s'installer dans son premier poste avec un solide bagage. Il est indispensable de planifier ses révisions et de s'y consacrer suffisamment pour aborder l'ensemble des thèmes et des méthodes. La candidate est alors elle-même l'auteure de sa formation. Le plus difficile est de commencer, de se motiver, de comprendre tout l'intérêt de ces révisions. Il faut considérer toutes les rencontres proposées ici comme des transferts d'expériences et de savoirs car, indépendamment des connaissances acquises, elles sont aussi sources de richesses sur le plan personnel et préparent la candidate à l'exercice difficile qu'est l'oral d'un concours. Au préalable, il est nécessaire de clarifier ses motivations. La notion de travail disparaît derrière celles d'intérêt et de plaisir, celles aussi d'intérêt de la recherche, de la découverte d'un autre monde, de la mobilisation des idées à l'écrit ou à l'oral, et celle, enfin, d'une remise en question toujours profitable. Il s'agit d'aller au bout de ses possibilités.

Pour terminer, page suivante, nous donnons quelques conseils qui pourront aider les candidates dans leur préparation aux concours.

1. Mettez à plat le temps que vous pouvez consacrer à vos révisions et planifiez-le. Définissez le temps nécessaire par tâche à réaliser et respectez-le à cinq ou dix minutes près.

2. Repérez ce qui vous apparaît comme fondamental dans votre programme de révisions et consacrez-vous à celui-ci en priorité (selon la loi de Pareto, l'essentiel représente 20 % du temps et l'accessoire 80 %).

3. Nous n'avons pas toutes le même rythme de travail. Pointez d'abord les moments de la journée où vous êtes la plus efficace pour le travail intellectuel (tôt le matin), pour rechercher de l'information (le soir sur Internet, en début d'après midi), pour classer et ordonner vos dossiers (le soir avant de se coucher) et prévoyez ensuite ces activités au moment où vous êtes la plus opérationnelle pour les réaliser.
Votre durée d'attention peut augmenter progressivement avec l'exercice, passant de trois quarts d'heure au début jusqu'à une heure trente ou plus.

4. N'oublions pas quelques remarques qui valent pour toute préparation ou révision :
- faites des pauses de dix à quinze minutes selon vos besoins ;
- planifiez vos activités, car la vie quotidienne continue ;
- dans la mesure du possible, la lecture d'un texte ou la rédaction d'un dossier ne doit pas être hachée : faites ces tâches en continu, sinon vous perdrez beaucoup de temps pour vous y remettre un autre jour ;
- rangez et triez systématiquement vos documents pour ne pas perdre de temps à retrouver l'information au moment voulu ;
- vous pouvez aussi enregistrer vos fiches de révisions sur cassettes et les écouter pendant des trajets ou pendant des tâches qui s'y prêtent ;
- enfin, en étudiant minutieusement votre emploi du temps, vous récupérerez du temps pour vos révisions.

1 Fiches thématiques

Thème 1
Les différents lieux et modes d'exercice de l'infirmière

Objectif

Connaître les missions et fonctions de l'infirmière scolaire telles que définies par les textes officiels.

Textes

Loi n° 92-683 du 22 juillet 1992 (art. 226-13, 226-14) relative au secret professionnel.

Décret n° 2004-802 du 29 juillet 2004 relatif à l'exercice de la profession d'infirmière (règles et compétences).

BOÉN n° 1 du 6 janvier 2000 sur l'organisation des soins et des urgences.

Circulaires n° 2001-012, 2001-014 du 12 janvier 2001 : orientations générales pour la politique de santé en faveur des élèves et missions des infirmières.

Circulaire n° 2002-007 du 21 janvier 2002 sur les aménagements du temps de travail.

Circulaire n° 2002-167 du 2 août 2002 sur le service des infirmières en internat.

Circulaire n° 2003-178 du 23 octobre 2003 sur les statuts des infirmières.

Loi n° 2004-806 du 9 août 2004 relative à la politique de santé publique.

Loi n° 2004-811 du 13 août 2004 relative à la modernisation de la sécurité civile.

Loi n° 2005-380 du 23 avril 2005 dite « loi d'orientation et de programmation pour l'avenir de l'école ».

Loi n° 2006-1668 du 21 décembre 2006 et décret d'application paru aux JO du 14 avril 2007 relatifs à l'Ordre national infirmier, et à l'ordre et au droit de prescription infirmier.

Décret n° 2007-860 du 14 mai 2007 et arrêté du 14 mai 2007 relatifs au socle commun de connaissances et de compétences (création du livret personnel de compétences).

Réforme de l'Université, adoptée le 1er août 2007 par le Parlement (consulter www.nouvelleuniversite.gouv.fr).

Présentation

Missions de l'infirmière scolaire

Les circulaires du 12 janvier 2001 décrivent les différentes missions de l'infirmière et du médecin dans le cadre de la politique de santé en faveur des élèves. Elles s'appliquent à tous les élèves scolarisés dans les écoles et établissements locaux d'enseignement publics et privés sous contrat.

Ces dispositions qui témoignent de la spécificité de la profession s'appliquent aussi bien aux infirmières affectées dans les établissements du second degré qu'aux infirmières en poste mixte. Celles-ci sont affectées à un collège (ou deux, voire trois dans certaines zones rurales) auquel s'ajoutent les écoles du secteur de recrutement du (ou des) collège(s). Les missions sont définies indépendamment de l'affectation (résidence ou poste mixte).

Elles s'organisent en quatre actions.

Actions en direction de l'ensemble des élèves

- Accueillir et accompagner ceux-ci.
- Organiser les urgences et les soins.
- Contribuer à la visite médicale obligatoire entre cinq et six ans par un dépistage infirmier.
- Organiser un suivi infirmier.
- Développer une dynamique d'éducation à la santé.
- Mettre en place des actions permettant d'améliorer la qualité de vie des élèves en matière d'hygiène, de sécurité et d'ergonomie.

Actions spécifiques

- Organiser et réaliser le suivi de l'état de santé des élèves.
- Suivre les élèves signalés par les membres de l'équipe éducative.
- Suivre les élèves des établissements de certaines zones rurales, des zones d'éducation prioritaire, des établissements sensibles et des établissements relevant du plan de lutte contre la violence scolaire.
- Mettre en place des dispositifs adaptés en cas d'événements graves survenant dans la communauté scolaire.

- Agir en cas de maladies transmissibles survenues en milieu scolaire.
- Intervenir en urgence auprès d'enfants et d'adolescents en danger (victimes de maltraitances ou de violences sexuelles).
- Contribuer à la scolarisation des enfants et des adolescents en situation de handicap.
- Aider à la scolarisation des enfants et des adolescents atteints de troubles de la santé évoluant sur une longue période.

Actions de recherche

Participer à des actions de recherche dans le cadre des projets d'établissement ou de la surveillance de l'environnement des élèves.

Actions de formation

- Formation au secourisme, aux gestes et aux postures, à l'ergonomie.
- Implication dans le dispositif de formation initiale et continue des personnels.

Lieux d'exercice de l'infirmière scolaire

L'infirmière peut être affectée en collège – auquel peut être adjointe une *section d'enseignement général et professionnel adapté* (SEGPA), éventuellement situé en *zone d'éducation prioritaire* (ZEP) ou dans un *réseau d'éducation prioritaire* (REP). Elle peut être nommée dans un lycée (général, technique ou professionnel), dans un *établissement régional d'enseignement adapté* (ÉREA), dans un *lycée d'enseignement adapté* (LEA), dans un *institut universitaire de technologie* (IUT) ou dans certaines grandes écoles ou universités. L'infirmière est sous l'autorité hiérarchique du chef de l'établissement auquel elle est rattachée sur le plan administratif. Elle exerce en internat (circulaire du 2 août 2002) ou en externat (avec application de la circulaire du 21 janvier 2002 sur le temps de travail). Elle dispose d'une infirmerie et gère le matériel et les médicaments en suivant les indications du BO n° 1 du 6 janvier 2000. Dans chaque université, la protection sanitaire des étudiants est assurée par un *service universitaire de médecine préventive et de promotion de la santé* (SUMPPS). Les infirmières de l'Éducation nationale peuvent y être affectées.

Fonctions et tâches de l'infirmière scolaire

En établissement

La fonction prépondérante est l'accueil de l'élève pour quelque motif que ce soit. L'infirmière scolaire assure les urgences et est, avec le médecin, le conseiller technique du chef d'établissement pour tout problème concernant la santé. Elle organise et réalise un suivi infirmier de l'état de santé des élèves. Elle met en place des séances d'éducation pour la santé, en lien avec l'équipe éducative. Dans ce cas, l'infirmière est dans l'établissement : le suivi des élèves et les liaisons qui en découlent sont facilités. Lorsqu'elle se trouve confrontée à une situation difficile à gérer, elle peut faire appel à l'infirmière responsable départementale, conseillère technique. Elle participe à différentes réunions. Elle assiste au conseil de classe « lorsqu'elle a eu à connaître la situation particulière d'un élève » (circulaire de janvier 2001). Elle peut être élue au conseil d'administration comme représentante des personnels *administratifs de laboratoire et de santé* (ALS) et participer à la commission permanente (préparatoire au conseil d'administration). Lorsqu'elle n'est pas élue, elle peut être appelée à participer à ce conseil à titre consultatif sur un point précis de l'ordre du jour ou sur une question concernant ses missions et fonctions. Dans les établissements où elle exerce, elle assiste de droit, en qualité d'expert, à la *commission d'hygiène et de sécurité* (CHS). Elle peut y jouer un rôle important. Elle est un élément moteur du *comité d'éducation à la santé et à la citoyenneté* (CESC). Elle participe aux travaux de préparation et de suivi du projet d'établissement.

Elle contribue, enfin, à une mission d'observation et de veille épidémiologique, en liaison avec la Direction générale de la santé. L'infirmière devra donc répartir harmonieusement son temps de travail entre toutes ses missions pour répondre aux demandes de son institution.

En poste mixte

En poste mixte, l'infirmière assure le suivi longitudinal des élèves, de la grande section de maternelle jusqu'à la fin du collège. Elle connaît ainsi très bien les élèves, leurs fratries et les familles. Elle peut assurer un suivi efficace des enfants jusqu'à l'adolescence. Par un dépistage dans le secteur de recrutement du ou des collèges de rattachement, elle contribue aussi à la préparation de la visite médicale obligatoire entre cinq et six ans. Elle travaille dans ce secteur en collaboration étroite avec un médecin et éventuellement une secrétaire. Elle réalise un dépistage auprès d'une classe définie par le projet de santé académique ou les orientations nationales (CE2 ou CM2, sixième ou cinquième). Elle organise, à la demande et en fonction des besoins, des séances d'éducation à la santé en partenariat avec les équipes éducatives. Elle participe, sur le plan local, à la mise en place des campagnes nationales de prévention. Elle assure le suivi des avis adressés aux familles et travaille en liaison constante avec les professeurs des écoles, les psychologues scolaires, les réseaux d'aide aux élèves en difficulté, le service d'*aide sociale à l'enfance* (ASE), la *protection maternelle et infantile* (PMI). L'infirmière peut participer aux conseils d'école ou de zone.

Historique

La culture d'un service et son fonctionnement prennent parfois racine dans son histoire. Il est donc utile d'en parcourir les grandes lignes. L'idée du dépistage médical naît en 1793 dans un décret proposé à la Convention nationale, mais non appliqué. De 1833 à 1887, le contrôle de l'état de santé des écoliers demeure facultatif. En 1928, Édouard Herriot présente un projet de loi sur la centralisation et le caractère obligatoire de ce contrôle. La loi du 13 août 1943 pose le principe de l'obligation d'un examen médical. Il n'y a pas de normes précises, notamment en matière de personnel médical. Une ordonnance du 18 octobre 1945 sur l'organisation de la protection de la santé des enfants d'âge scolaire, des élèves et du personnel des établissements d'enseignement et d'éducation de tous ordres inspire encore le fonctionnement d'aujourd'hui. En 1945, ce service, rattaché au ministère de l'Éducation nationale, était également chargé de campagnes d'information et de vaccinations (dans le contexte particulier de l'après-guerre).

Un décret du 30 juillet 1964 transfère le contrôle médical scolaire au ministère de la Santé en créant une véritable équipe médicale en milieu scolaire. Les examens sont remplacés par trois bilans approfondis réalisés à des âges clés. Le 21 décembre 1984, un nouveau décret replace la santé scolaire sous l'autorité de l'Éducation nationale, la gestion de carrière des médecins et secrétaires relevant toujours cependant du ministère de la Santé. Au 1er janvier 1991, tous dépendent à nouveau totalement de l'Éducation nationale. Les assistantes sociales sont intégrées à ce ministère à la même date, une circulaire définissant leurs missions et fonctions. Ceci assure une cohérence au travail réalisé en partenariat au sein de l'équipe éducative. La nouvelle circulaire renforce cette cohérence en insistant sur la participation du médecin et de l'infirmière à toutes les instances ayant un lien avec la santé. La présence de l'infirmière dans un établissement scolaire est une spécificité française. Peu de pays européens ont un service de « santé scolaire » semblable au nôtre.

La circulaire du 12 janvier 2001 redéfinit les différentes missions et fonctions de l'infirmière et du médecin. Elle insiste sur une logique de complémentarité et non de concurrence entre les professionnels de santé et les secteurs ayant des responsabilités auprès des élèves. Elle s'adapte à l'évolution des besoins de santé des enfants et des adolescents. Elle reflète les recommandations du ministère de l'Éducation nationale : *collège des années 2000, dépistage des troubles du langage, lutte contre les conduites à risques, éducation à la sexualité et à la vie…*

Ce fonctionnement existe déjà dans certaines académies depuis quelques années. Ceci permet de suivre les enfants de la grande section de maternelle jusqu'à la fin du collège, de travailler avec les jeunes et leurs parents sur une longue durée en connaissant mieux les fratries et les familles en difficulté. L'infirmière peut aussi faire le lien entre le CM2 et le collège.

Notions à retenir

Au-delà des décrets, qui doivent être connus de chaque infirmière, il est indispensable de s'être approprié la circulaire de 2001, les missions générales et, plus particulièrement, les fonctions de l'infirmière. L'ensemble de ces textes, circulaires et décrets, constitue le cadre de référence de l'infirmière et doit être rappelé au concours, à l'écrit comme à l'oral.

Le service de santé a été « tiraillé » au cours de son histoire entre les ministères (Santé et Éducation nationale). La réunification de 1991 semble avoir apporté une certaine cohérence. La dernière circulaire précise que l'objectif de la mission de promotion de la santé en faveur des élèves est de veiller à leur bien-être, de contribuer à leur réussite et de les accompagner dans la construction de leur personnalité. L'infirmière doit s'adapter aussi à l'ensemble de ces changements. Elle doit savoir évoluer.

Quelques pistes pour aller plus loin

Circulaire n° 91-248 du 11 septembre 1991 relative aux missions et au fonctionnement du service social de l'Éducation nationale.

Circulaire n° 2001-013 du 12 janvier 2001 relative aux missions des médecins de l'Éducation nationale.

Circulaire n° 2002-097 du 24 avril 2002 : « Un internat pour la réussite de l'élève ».

Circulaire n° 2002-098 du 25 avril 2002 relative à la politique de santé en faveur des élèves.

Circulaire n° 2002-099 du 25 avril 2002 relative à la mise en place d'un dispositif de partenariat visant à améliorer le suivi et le recours aux soins des enfants signalés suite à la visite médicale obligatoire effectuée au cours de la 6e année.

Circulaire n° 2003-210 du 1er décembre 2003 relative à la santé des élèves (programme quinquennal de prévention et d'éducation).

Circulaire n° 2005-156 du 30 septembre 2005 sur les nouvelles dispositions relatives aux *établissements publics locaux d'enseignement* (ÉPLE).

Circulaire n° 2005-171 du 27 octobre 2005 et circulaire n° 2007-089 du 12 avril 2007 sur la mise en œuvre de l'évaluation et de la notation des fonctionnaires.

Circulaire n° 2006-085 du 24 mai 2006 sur la mise en œuvre d'une sensibilisation à la prévention des risques et à l'enseignement des règles générales de sécurité dans une démarche d'éducation à la responsabilité en milieu scolaire.

Note de service n° 2006-187 du 24 novembre 2006 concernant la fiche de poste infirmière.

Loi n° 2007-293 du 5 mars 2007, parue au JO n° 55 du 6 mars 2007, réformant la protection de l'enfance.

L'Hygiène et la Santé dans les écoles primaires, « Repères », DGESCO/SCÉREN-CNDP, 2008, 35 pages.

Relation d'aide en soins infirmiers, « Savoir et pratique infirmière », Elsevier Masson, 2007, 141 pages. (Cet ouvrage a été conçu par la Société française d'accompagnement et de soins palliatifs – SFAP.)

Thème 2
L'infirmière scolaire, l'élève en situation de handicap, l'élève atteint de troubles de la santé évoluant sur une longue période

Objectifs

- Savoir définir le handicap et les structures permettant la scolarisation des élèves en situation de handicap (CLIS, UPI, SEGPA, LEA).
- Connaître le rôle infirmier auprès de ces publics prioritaires.
- Connaître les différents types de handicaps ou de maladies chroniques et les adaptations possibles à proposer pour mieux accueillir les élèves concernés.
- Être capable d'expliciter précisément ce qu'est la MDPH, la CDA, le PPC, le PPS, le PAI et son protocole d'urgence, ainsi que les rôles respectifs de l'enseignant-référent, du RASED et de l'AVS (pour les sigles, se reporter au glossaire).

Textes

Handicaps

Articles D 351-3 à D-351-20 du Code de l'éducation.

Loi n° 2005-102 du 11 février 2005 pour l'égalité des droits et des chances, la participation et la citoyenneté des personnes en situation de handicap.

Décret n° 2005-1587 du 19 décembre 2005 relatif à la *maison départementale des personnes handicapées* (MDPH).

Décret n° 2005-1589 du 19 décembre 2005 relatif à la *commission des droits et de l'autonomie* (CDA).

Décret n° 2005-1752 du 30 décembre 2005 relatif au parcours de formation des élèves présentant un handicap.

Décret n° 2005-1617 du 21 décembre 2005 : aménagements des conditions de passation des épreuves des examens et concours pour les candidats en situation de handicap. La circulaire n° 2006-215 du 26 décembre 2006 précise sa mise en œuvre.

Circulaire n° 2006-126 du 17 août 2006 relative aux élèves en situation de handicap, à la mise en œuvre et au suivi du projet personnalisé de scolarisation.

Circulaire n° 2007-11 du 9 janvier 2007 (BOÉN n° 3 du 18 janvier 2007) relative à la préparation de la rentrée 2007.

Maladies chroniques

Circulaire n° 98-151 du 17 juillet 1998 relative à l'assistance pédagogique à domicile en faveur des enfants et des adolescents atteints de troubles de la santé évoluant sur une longue période.

Circulaire n° 2003-135 du 8 septembre 2003 relative à l'accueil en collectivité des enfants et des adolescents atteints de troubles de la santé.

Présentation

Le handicap

La loi du 11 février 2005

• Dans son article 2, elle précise que le handicap constitue « toute limitation d'activité ou restriction de participation à la vie en société subie dans son environnement par une personne en raison d'une altération substantielle, durable ou définitive d'une ou plusieurs fonctions physiques, sensorielles, mentales, cognitives ou psychiques, d'un handicap ou d'un trouble de la santé invalidant ».

• Elle a bouleversé le dispositif de l'action publique en direction des personnes en situation de handicap. On est passé d'une conception du handicap pensé comme une dimension personnelle, découlant d'une déficience ou d'un accident de la vie entraînant des incapacités, à une conception plus sociale selon laquelle le handicap pourrait se définir comme la situation singulière d'une personne en situation de handicap dans son contexte environnemental et social.

• Deux notions découlent de l'évolution impliquée par cette loi :

– l'accessibilité : rendre possible l'accès de tout à tous (donc l'accès à la connaissance, à l'école, etc.) ;

– la compensation : cette notion se concrétise par le *plan personnalisé de compensation* (PPC) ; c'est le droit pour une personne en situation de handicap, en fonction de son projet de vie, de bénéficier de toute mesure individuelle permettant de lui redonner, autant qu'il est possible, l'égalité des droits et des chances, par exemple le droit au transport, à un *auxiliaire de vie scolaire* (AVS), etc.

• Elle a institué les *maisons départementales des personnes handicapées* (MDPH). Il y en a une par département ; elle constitue « le guichet unique » auprès duquel toute personne en situation de handicap ou toute famille peut s'adresser.

Les missions des MDPH sont au nombre de cinq :

- information ;
- accueil et conseil ;
- aide à la définition du projet de vie, accompagnement et médiation ;
- mise en œuvre du droit à compensation du handicap ;
- élaboration du *plan personnalisé de compensation* (PPC) : attribution des prestations, suivi, etc.

Les MDPH prennent la forme de *groupements d'intérêt public* (GIP) dont le conseil général assure la responsabilité administrative.

Les commissions antérieures telles la COTOREP et la CDES (alimentée par les CCPE et les CCSD) n'existent plus. Dans la loi de 2005, ces commissions ont fusionné, ce qui a abouti à la création de la *commission des droits et de l'autonomie des personnes handicapées* (CDAPH, le plus souvent appelée CDA). La CDA est compétente pour :

- se prononcer sur l'orientation de la personne en situation de handicap et les mesures favorisant son insertion scolaire, professionnelle et sociale ;
- désigner les établissements ou services correspondant aux besoins de l'enfant ou de l'adolescent (orientation de l'élève entre autres), ou concourant à la rééducation, l'éducation, l'accueil de l'adulte en situation de handicap. Ils doivent être en mesure de prendre en charge la personne concernée ;
- attribuer pour l'enfant ou l'adolescent l'*allocation d'éducation de l'enfant handicapé* (AEEH) accompagnée éventuellement de son complément ;
- attribuer la *carte d'invalidité* (CIN) ;
- attribuer l'*allocation aux adultes handicapés* (AAH) et le complément de ressources ;
- attribuer la prestation de compensation ;
- reconnaître la qualité de travailleur en situation de handicap.

Des équipes pluridisciplinaires – médecins, éducateurs spécialisés, psychologues, assistants sociaux, enseignants référents, élus du conseil général, représentants d'associations – siègent dans cette commission.

À propos de l'école.

• Dès l'âge de trois ans, à la demande de leur famille, les enfants en situation de handicap peuvent être scolarisés à l'école maternelle. Chaque école a vocation à accueillir les enfants relevant de son secteur de recrutement. La scolarisation en milieu ordinaire au plus près du domicile est la règle. Pour répondre aux besoins particuliers des élèves en situation de handicap, un *projet personnalisé de scolarisation* (PPS) organise la scolarité de l'élève, assorti des mesures d'accompagnement décidées par la CDA. Ce PPS fait partie intégrante du *plan personnalisé de compensation* (PPC).

Le PPS assure la cohérence et la qualité des accompagnements et des aides nécessaires à partir d'une évaluation de la situation globale et des besoins de l'élève : attribution d'un *auxiliaire de vie scolaire* (AVS), accompagnement thérapeutique ou éducatif, attribution de matériels pédagogiques adaptés (ordinateur, etc.), aide aux équipes pédagogiques par un *emploi de vie scolaire* (EVS).

Chaque parcours de formation doit faire l'objet d'un suivi attentif. L'équipe de suivi de la scolarisation est composée des parents, qui doivent être étroitement associés à toute décision concernant leur enfant, des enseignants et de divers partenaires. Elle a désormais l'obligation de se réunir au moins une fois par an pour faire le point sur chaque élève.

Tout élève en situation de handicap est désormais accompagné par un *enseignant référent* (ER) qui va le suivre tout au long de son parcours scolaire pour faire le lien avec tous les partenaires.

• La scolarisation de l'élève en situation de handicap peut se faire quelquefois en milieu spécialisé, dans un établissement médico-éducatif ou hospitalier dépendant du ministère de la Santé pour les élèves en situation de handicap plus lourd dont l'état de santé nécessite un dispositif plus adapté que l'école. Le *centre national d'enseignement à distance* (CNED) peut aussi proposer un cursus scolaire adapté.

Quel que soit le lieu, cette scolarisation peut-être faite à temps plein ou à temps partiel assortie d'un suivi thérapeutique et/ou éducatif complémentaire.

Dans tous les cas, la scolarisation peut s'accompagner de l'intervention de partenaires externes, par exemple des intervenants libéraux (orthophonistes, rééducateurs, etc.) ou le *service d'éducation spéciale de soins à domicile* (SESSAD).

On parle de « milieu ordinaire » lorsqu'un élève est accueilli par l'Éducation nationale soit dans une classe ordinaire, soit dans une classe adaptée (CLIS, UPI, SEGPA, LEA), donc quel que soit l'enseignement dispensé (ordinaire ou adapté) et le type de scolarisation (individuel ou collectif).

La scolarisation individualisée consiste à scolariser un élève en situation de handicap dans une classe ordinaire. Elle doit être recherchée prioritairement.

La scolarisation peut aussi avoir lieu au sein d'un dispositif collectif c'est-à-dire au sein d'un établissement scolaire ordinaire, dans une classe accueillant un petit nombre d'élèves en situation de handicap (10 à 12). Un enseignement différencié leur permettant de suivre partiellement ou totalement un cursus scolaire habituel sera alors proposé à ces élèves.

• Les structures collectives de scolarisation dans l'Éducation nationale sont des structures dans lesquelles des enseignants spécialisés mettent en place un enseignement adapté aux besoins de leurs élèves.

Dans les écoles élémentaires (1er degré), ce sont les *classes d'intégration scolaire* (CLIS) qui, du CP au CM2, accueillent les enfants présentant un handicap mental, auditif, visuel ou moteur (il y a une CLIS par type de handicap).

Les élèves de CLIS partagent certaines activités avec les autres élèves et bénéficient souvent de temps d'intégration individuelle dans une autre classe de l'école.

Dans le secondaire, au collège, ou parfois au lycée, les jeunes en situation de handicap peuvent être scolarisés dans une *unité pédagogique d'intégration* (UPI). L'UPI s'adresse aux jeunes à partir de 12 ans qui ont besoin de recevoir un enseignement adapté dans le cadre du PPS. Comme en élémentaire, ces jeunes partagent certaines activités avec les autres collégiens ou lycéens.

De la 6e à la 3e, des jeunes de 12 à 16 ans en grandes difficultés scolaires sont accueillis en *section d'enseignement général et professionnel adapté* (SEGPA).

Quant aux plus de 16 ans issus des UPI ou des SEGPA, ils peuvent être scolarisés dans un *lycée d'enseignement adapté* (LEA). L'objectif est alors de poursuivre la scolarité du jeune autant que faire se peut en vue d'obtenir une qualification professionnelle de niveau V (CAP-BEP) ou plus rarement de niveau IV (BAC PRO).

Ce type d'établissement peut accueillir des élèves en grande difficulté scolaire et/ou sociale, des élèves présentant des handicaps auditifs ou visuels, ou des élèves présentant une incapacité motrice cérébrale.

Les maladies chroniques

• Les maladies chroniques du jeune sont nombreuses. Il faut toutes les connaître. Il convient aussi de lire attentivement la circulaire n° 2003-135 du 8 septembre 2003 qui concerne toutes les collectivités d'accueil des enfants, donc aussi l'école. Elle permet les adaptations nécessaires à la scolarité d'un élève malade chronique. Le but est de lutter contre l'échec scolaire, de permettre la meilleure scolarisation, la meilleure socialisation et le meilleur avenir professionnel possibles.

• Toutes ces remédiations sont consignées dans un document : le *projet d'accueil individualisé* (PAI) et son protocole d'urgence. Il s'agit d'un document élaboré à la demande de la famille par le directeur d'école ou le chef d'établissement en concertation avec toutes les parties concernées (médecin traitant, médecin scolaire, infirmière, enseignant ou professeur principal, personnel de cantine, CPE, etc.).

• Dans le respect des compétences de chacun, et compte tenu des besoins thérapeutiques de l'enfant ou de l'adolescent, ce PAI organise les modalités particulières de la vie quotidienne à l'école. Il fixe également l'intervention des différents partenaires. Le médecin donne son avis sur les aménagements particuliers susceptibles d'être mis en place : ceux-ci ne doivent pas être préjudiciables au fonctionnement de l'école ou de l'établissement scolaire.

Lorsque, du fait de leur état de santé, les jeunes malades chroniques sont souvent absents, un *service d'assistance pédagogique à domicile* (SAPAD) peut être contacté. Le CNED et des associations – comme l'École à l'hôpital par exemple – peuvent être également sollicités.

Autres difficultés

D'autres élèves, sans être en situation de handicap ou atteints de maladies chroniques, éprouvent parfois des difficultés à s'adapter à une scolarité normale.

• En primaire, un *réseau d'aides spécialisées* (RASED) existe qui apporte des aides spécifiques et différenciées (aux élèves en difficultés par exemple). Les intervenants sont des psychologues scolaires et des maîtres spécialisés. Ces personnels, après étude de la situation et après concertation avec le collègue enseignant de la classe, proposent un projet rédigé et mettent en œuvre les remédiations adéquates. Ce projet est évalué régulièrement et évolue selon les besoins et les progrès de l'élève.

• Depuis la loi du 23 avril 2005, dite « d'orientation et de programmation pour l'avenir de l'école », des *projets personnalisés de réussite éducative* (PPRE) peuvent aussi être proposés.

• D'autres élèves en difficultés scolaires et comportementales sont, eux, accueillis dans des classes-relais, des internats-relais ou des ateliers-relais (chercher sur Internet avec ces mots-clés).

Le rôle infirmier

Dans le cadre de ses missions, l'infirmière doit favoriser les apprentissages et la réussite scolaire de l'élève. Elle doit aider l'élève à construire son projet personnel et professionnel, et porter une attention particulière aux élèves en difficultés, en situation de handicap ou atteints de maladies chroniques.

L'infirmière participe à la scolarisation du jeune en situation de handicap et contribue, avec l'ensemble de l'équipe éducative, à l'analyse des besoins particuliers de celui-ci ainsi qu'à celle des conditions de réalisation de sa scolarisation. Elle participe à l'apprentissage des gestes de la vie quotidienne par l'élève.

Pour le jeune malade chronique, l'infirmière participe au protocole de soins et d'urgence prévu dans le cadre du PAI.

Le suivi de l'état de santé

L'infirmière doit accompagner l'élève tout au long de sa scolarité et être son référent santé à l'intérieur de l'établissement ; elle effectue les soins nécessaires (sur prescription du médecin traitant).

En cas de régime alimentaire, lorsqu'il n'est pas possible de prévoir des menus spécifiques ou d'élaborer des menus aménagés, les paniers-repas fournis par les familles sont autorisés, que ce soit dans les écoles maternelles et élémentaires ou dans les établissements secondaires (circulaire du 6 mars 1968). Il est nécessaire de veiller à la conservation des aliments dans le respect des règles d'hygiène et de sécurité. Des protocoles types ont été établis à cet effet par les collectivités locales. Pour les écoles, les services municipaux, associés à la rédaction du PAI, acceptent ou refusent les dispositions nécessaires. Pour le second degré, la mise en place de régimes ou de paniers-repas est de la compétence de l'établissement.

L'éducation à la santé

L'infirmière a un rôle important pour relayer l'information donnée dans le monde hospitalier ainsi que pour guider le jeune afin qu'il adopte les bons comportements en terme de santé.

L'organisation des urgences doit être prévue et consignée dans le document. Ceci implique une information à mettre en place sur les signes et la conduite à tenir en urgence. Un minimum de moyens est nécessaire (en particulier une ligne téléphonique directe). L'infirmière tient à jour les différents documents indispensables au suivi (cahier de l'infirmière, dossiers médicaux, fiches de renseignements, etc.).

Les liaisons

L'infirmière assure les liaisons nécessitées par l'état de santé de l'élève avec la famille, le médecin scolaire ou le médecin traitant, les enseignants, etc. Elle assiste enfin au conseil de classe pour suivre l'élève dans sa globalité et apporter des indications sous forme de conseils aux enseignants, en respectant le secret médical.

Historique

Le handicap

La loi de 1975 avait posé juridiquement le principe, jusqu'alors moral, de l'éducabilité en affirmant le droit à une éducation pour tout enfant handicapé. Dans son article 19, la loi de 2005 va plus loin en affirmant que tout enfant en situation de handicap est de droit un élève.

La loi dite d'orientation du 10 juillet 1989 affirmait déjà le droit des enfants et adolescents à bénéficier prioritairement d'une scolarité en milieu ordinaire quand leur état de santé le permettait. Celle de 2005 affirme que chaque école a vocation à accueillir tous les enfants relevant de son secteur de recrutement. Les enfants en situation de handicap sont donc inscrits de droit dans l'école de leur quartier ou village. Il est essentiel de connaître les principales composantes de cette loi.

La maladie chronique

C'est depuis la circulaire de l'Éducation nationale du 22 juillet 1993, modifiée par celle du 10 novembre 1999, et depuis toutes deux abrogées et remplacées par celle du 8 septembre 2003, que l'on se soucie d'accueillir au mieux les enfants malades chroniques.

Favoriser la réussite scolaire de tous les élèves est la première des missions de tous les personnels de l'Éducation nationale, quels que soient leurs métiers.

Notions à retenir

La loi du 11 février 2005 précise ce qu'il faut entendre sous le terme « handicap ».

Toute personne en situation de handicap a droit à la solidarité de l'ensemble de la collectivité nationale. La scolarisation en milieu ordinaire doit devenir la règle générale. Pour cela, un projet personnalisé de scolarisation doit être mis en place. Un enseignant référent suivra l'élève durant toute sa scolarité. Différentes structures collectives peuvent accueillir le jeune si son intégration individuelle n'est pas souhaitable en permanence.

Pour l'accueil des élèves malades chroniques, un document spécifique, le PAI, est établi. Il contient un protocole d'urgence.

Le rôle de l'infirmière prend toute sa place dans l'organisation, l'administration et le suivi des traitements, des soins et des aménagements prévus dans ces documents en liaison avec l'ensemble des partenaires concernés. L'infirmière est le référent santé (avec le médecin scolaire) pour le suivi global de l'enfant.

Quelques pistes pour aller plus loin

Guide handiscol pour la scolarisation des élèves et des adolescents handicapés, ministère de l'Éducation nationale, nouvelle version : février 2007, 36 pages, consultable sur les sites suivants : www.education.gouv.fr et www.eduscol.education.fr

La cellule d'écoute handiscol avec le numéro azur au prix d'un appel local : 0 801 55 55 01. Ce service est destiné aux personnels de l'Éducation nationale et aux familles se posant des questions à propos de la scolarisation des élèves handicapés.

Le site www.handicap.gouv.fr

Le site www.ais.edres74.ac-grenoble.fr

Vous pouvez aussi rechercher des informations par mots-clés, par exemple : cérébrolésés, autisme, troubles du langage, etc.

Les numéros de la revue *Réadaptation* éditée par l'ONISEP.

On pourra consulter également *La Lettre de « Réadaptation »*, lettre bimestrielle ayant, entre autres, pour objectifs de mettre l'accent sur l'un des numéros déjà parus de la revue et donner des informations sur les numéros à venir (www.onisep.fr).

Thème 3
Le Comité d'éducation à la santé et à la citoyenneté (CESC)

Objectif

Connaître la définition du CESC, son intérêt dans la prévention globale ainsi que la participation de l'infirmière à cette structure.

Textes

Circulaire n° 98-237 du 24 novembre 1998 relative aux orientations pour l'éducation à la santé à l'école et au collège.

Circulaires n° 2001-012, 2001-013, 2001-014 du 12 janvier 2001 relatives à la politique de santé en faveur des élèves.

Circulaire n° 2003-027 du 17 février 2003 relative à l'éducation à la sexualité dans les écoles, les collèges et les lycées.

Circulaire n° 2006-125 du 16 août 2006 relative à la prévention et à la lutte contre la violence en milieu scolaire.

Circulaire n° 2006-197 du 30 novembre 2006 sur le Comité d'éducation à la santé et à la citoyenneté.

BOÉN n° 27 du 12 juillet 2007 : « Programme annuel de prévention du CHS ».

Circulaire n° 2007-115 du 13 juillet 2007 (BOÉN n° 28 du 19 juillet 2007) relative à l'accompagnement éducatif dans les établissements prioritaires.

Arrêté du 24 juillet 2007 paru au JO n° 176 du 1er août 2007 relatif à la modification de l'AFPS (Attestation de formation aux premiers secours) qui devient la formation à la PSC1 (Prévention secours civiques de niveau 1).

Présentation

Le CESC ou *Comité d'éducation à la santé et à la citoyenneté* est un dispositif local de prévention mis en place dans les établissements scolaires.

Il a succédé aux comités d'environnement social créés en 1990 (le ministère en préconise un par établissement). Il a pour mission d'organiser la prévention et de contribuer à la mise en place de l'éducation citoyenne à l'école. L'établissement scolaire constitue un des lieux de vie de l'élève et représente donc une instance privilégiée pour la prévention. La responsabilité de l'ensemble des personnels de l'Éducation nationale est pleinement engagée dans ce devoir de prévention et, quelle que soit sa fonction, tout adulte est impliqué, chacun selon ses compétences.

Le CESC, présidé par le chef d'établissement, comprend : les personnels d'éducation, sociaux et de santé de l'établissement ; des représentants des personnels enseignants, des parents et des élèves ; des représentants de la commune et de la collectivité de rattachement au sein de ce conseil. Le nombre total des membres est validé par le conseil d'administration. Par ailleurs, le CESC peut associer à ses travaux des partenaires susceptibles de contribuer à la politique éducative et de prévention de l'établissement dans le respect des compétences et des rôles de chacun. Dans la même agglomération, plusieurs établissements peuvent fonctionner en réseaux auxquels les écoles primaires sont tout naturellement associées. À l'origine, le CESC devait développer en priorité la prévention des conduites à risques. Mais il peut aussi aller bien au-delà et s'ouvrir à tous les thèmes qui peuvent améliorer la santé des élèves et leurs conditions de vie à l'intérieur de l'établissement.

La prévention des conduites à risques s'entend de façon globale (toxicomanies, violences, conduites suicidaires, usages abusifs d'alcool, de tabac ou de médicaments, jeux dangereux, conduites ordaliques, sports à risques, etc.). Elle ne peut se réduire à la juxtaposition de quelques actions ponctuelles de sensibilisation ou d'information. Elle se fonde sur la cohérence des discours, des actions et des comportements de chacun des acteurs de la communauté scolaire. Elle s'intègre dans une démarche globale de promotion de la santé. Il s'agit aussi de développer le sens de la responsabilité des élèves (vis-à-vis d'eux-mêmes et d'autrui). Elle apparaît à chaque étape du projet d'école ou d'établissement.

Les missions du CESC se déclinent en quatre axes :

- contribuer à l'éducation et à la citoyenneté ;
- préparer le plan de prévention de la violence ;
- proposer des actions pour aider les parents en difficulté et lutter contre l'exclusion ;
- définir un programme d'éducation à la santé et à la sexualité ainsi que de prévention des comportements à risque.

À titre d'exemple, nous donnons dans l'annexe V (p. 106) l'organigramme de l'académie de Lyon. Il permet d'appréhender de manière synthétique, d'une part la composition des comités (comité technique académique, comité de pilotage départemental), et d'autre part les missions de ses membres aux différents échelons (académie, département, bassin, établissement, école).

Mission de l'infirmière

Le rôle de l'infirmière est défini par les circulaires du 12 janvier 2001. Elle travaille en partenariat avec le médecin et l'assistante sociale. Présente dans l'établissement, au contact direct des élèves, elle contribue à établir une analyse de situation, sur la base de données quantifiables : absentéisme, phénomènes de violence, passages à l'infirmerie. Elle donne aussi son avis sur la qualité de vie des élèves et des adultes (rythmes scolaires, cadre de vie, restauration, activités des clubs, etc.) et tient compte des discussions échangées à l'infirmerie. Elle participe à la mise en place de tout projet de prévention, en réponse aux demandes des élèves. Ces derniers sont associés au choix, à l'élaboration des actions, et à la diffusion de l'information auprès de leurs pairs. L'infirmière peut aussi intervenir dans le cadre de la formation des personnels en organisant une formation pluricatégorielle dans l'établissement ou en y participant en tant que relais. Ces formations apportent des connaissances techniques (connaissance de la loi, des produits et de leurs effets, etc.) et des informations sur l'adolescence. Le renforcement du rôle des parents dans l'école est affirmé dans le décret n° 2006-935 du 28 juillet 2006. C'est dans ce cadre, qu'à partir de problématiques identifiées, le CESC doit être en capacité de proposer aux parents des actions à même de les conforter dans leur rôle éducatif. Le CESC comprend des représentants des parents et des élèves désignés par le chef d'établissement sur proposition des membres du conseil d'administration.

Historique

Bien que la santé ne soit pas une préoccupation pour les jeunes, la prévention est indispensable. Les actions de prévention doivent s'inscrire dans un travail d'équipe et s'adapter à la demande et aux besoins du public ciblé. De 1977 à 1982, le ministère incite les établissements à créer des clubs santé pour informer les élèves des dangers de la drogue. En 1983, le ministère définit une politique de prévention en matière de lutte contre les toxicomanies. Des médiateurs, des adultes-relais spécialement formés apportent aide et écoute aux élèves et aux personnels. En 1990, le ministère crée les *comités d'environnement social* (CES) en relation étroite avec la *Délégation générale de lutte contre la drogue et les toxicomanies* (DGLDT) qui sera remplacée en 1996 par la *Mission interministérielle de lutte contre la drogue et les toxicomanies* (MILDT). Le CES développe une politique de prévention, crée un lien véritable entre l'école et son environnement, coordonne les initiatives en matière de prévention. La circulaire de février 1993 élargit le champ des compétences des CESC au suivi global des jeunes dans et hors l'école, incluant la recherche de solution aux problèmes de santé. Elle étend leur domaine d'action et met l'accent sur les ZEP. Elle met en place des groupes académiques de pilotage. Le plan de lutte contre la drogue et la toxicomanie, annoncé par le Premier ministre en septembre 1993, prévoit l'extension du nombre de CES. La circulaire du 1er juillet 1998 transforme le CES en CESC.

Le décret n° 2005-1145 du 9 septembre 2005 inscrit le CESC dans le pilotage de chaque établissement scolaire du second degré et l'intègre à la politique globale de réussite de tous les élèves. Ses missions sont redéfinies, sa composition clairement précisée, la contribution des partenaires organisée en fonction des problématiques éducatives à traiter.

Le CESC contribue à l'éducation à la citoyenneté, prépare le plan de prévention de la violence, propose des actions pour aider les parents en difficulté, et lutte contre l'exclusion. Il définit un programme d'éducation à la santé et à la sexualité ainsi que de prévention des comportements à risques. C'est une instance de réflexion, d'observation et de veille qui conçoit, met en œuvre et évalue un projet intégré au projet d'établissement.

Notions à retenir

Le CESC est un dispositif propre à chaque établissement scolaire avec un pilotage adapté au plus près des réalités du terrain. Il mobilise l'ensemble des adultes et des élèves autour d'objectifs clairs. Il fédère des actions de prévention dans un partenariat efficace. L'infirmière y a sa place, notamment par sa connaissance approfondie des élèves (passages, bilans et suivis, écoute, etc.), mais aussi en tant qu'éducatrice de santé.

Quelques pistes pour aller plus loin

Loi d'orientation et de programme pour l'école n° 2005-380 du 23 avril 2005.

Décret n° 2006-830 du 11 juillet 2006 définissant le socle commun de connaissances et de compétences (6e partie : les compétences sociales et civiques).

Circulaire n° 2003-210 du 1er décembre 2003 relative à la santé des élèves (programme quiquennal de prévention et d'éducation).

Décret n° 2005-1145 du 9 septembre 2005 relatif aux *établissements publics locaux d'enseignement* (ÉPLE).

Note de service n° 2004-205 du 12 novembre 2004 relative à l'éducation à la citoyenneté.

Circulaire interministérielle n° 2006-125 du 16 août 2006 relative à la lutte contre la violence.

Les circulaires de rentrées paraissant en début d'année les précédant.

La collection des guides « Repères » dans le réseau des CRDP (voir à cet égard la bibliographie) :
- sur la prévention des toxicomanies ;
- sur l'éducation à la sexualité ;
- sur la prévention du suicide.

Jeux dangereux et Pratiques violentes : prévenir, intervenir, agir. Guide pratique DGESCO/MENESR, avril 2007, consultable sur le site : www.eduscol.gouv.fr

Thème 4
La réalisation d'un projet de santé

Objectifs

- Éclaircir les notions d'éducation pour la santé et de prévention.
- Connaître la méthodologie pour la réalisation d'un projet de santé.
- Situer le cadre législatif de l'infirmière par rapport à l'éducation pour la santé.

Textes

Circulaires n° 2001-012, 2001-013 et 2001-014 du 12 janvier 2001 relatives à la politique de santé en faveur des élèves.

Circulaire n° 2003-210 du 1er décembre 2003 relative à la santé des élèves (programme quinquennal de prévention et d'éducation).

Circulaire n° 2003-027 du 17 février 2003 relative à l'éducation à la sexualité dans les écoles, les collèges, les lycées.

Code de l'éducation, article L 312-16 relatif à l'éducation à la sexualité dans les écoles, les collèges et les lycées.

Code de l'éducation, article L 312-18 : plan gouvernemental de lutte contre les drogues illicites, le tabac et l'alcool (2004-2008).

Programme national nutrition-santé (PNNS2) 2006-2010 (www.mangerbouger.fr).

Décret n° 2007-1111 du 17 juillet 2007 relatif au nouveau calendrier vaccinal.

Guide « Repères » : *Apprendre à porter secours* (www.education.gouv.fr).

Présentation

Précisons d'abord certains termes. La santé est une réalité complexe, polymorphe, mouvante. Ce qui en complique la définition, c'est, qu'à ses composantes biologiques, s'associent des composantes économiques, psychologiques et sociales. Selon l'OMS (1976), « la santé est un état complet de bien-être physique, mental et social et ne consiste pas seulement en l'absence de maladie ou d'infirmité ».

Ivan Illitch pense que l'état de santé est le niveau d'autonomie avec lequel l'individu affronte ce qui lui arrive, contrôle son histoire, son environnement socioculturel et se prend en charge. Une des meilleures synthèses des définitions de la santé est celle de E. Berthet (bibliographie p. 126) : « La santé est l'équilibre et l'harmonie de toutes les possibilités de la personne humaine, biologiques, psychologiques et sociales. Ceci exige d'une part la satisfaction des besoins fondamentaux de l'homme qui sont qualitativement les mêmes pour tous les êtres humains, d'autre part une adaptation sans cesse remise en question à un environnement en perpétuelle mutation. » On trouve deux modèles de santé selon J. Bury (bibliographie p. 124) : le modèle médical où la maladie est surtout organique (elle n'affecte que l'individu et est traitée sur un mode essentiellement curatif) ; un modèle global où la maladie est un phénomène complexe qui résulte de facteurs organiques mais aussi psychiques et sociaux. Elle affecte l'individu, sa famille et son environnement. Elle demande une continuité des soins, de la prévention à la réadaptation. Elle est prise en charge par divers professionnels de la santé travaillant en concertation.

L'éducation pour la santé

Elle constitue un champ d'action en développement. On peut la définir comme l'acquisition d'un savoir et d'un savoir faire, et comme l'apprentissage d'un comportement vis-à-vis des problèmes de santé individuels ou collectifs. Elle fait participer chacun à la promotion, à la protection et à la restauration de la santé. Elle permet l'acquisition d'une certaine autonomie vis-à-vis de ces problèmes. « L'éducation pour la santé est l'ensemble des moyens permettant d'aider les individus ou les groupes à adopter des comportements favorables à la santé. Elle n'a pas forcément à fabriquer des messages et à trouver des moyens pédagogiques propres à les diffuser. Elle doit avant tout être écoute plutôt que parole et fondamentalement faire confiance à la population dans ses capacités à identifier, décrire et éventuellement résoudre ses problèmes de santé » écrit J.-P. Deschamps (bibliographie p. 124).

La prévention correspond aux mesures visant à éviter ou à réduire le nombre et la gravité des maladies ou des accidents. Elle se décompose en trois parties. La prévention primaire comprend tous les actes destinés à diminuer l'incidence d'une maladie dans une population ; elle fait appel à des mesures individuelles et collectives. La prévention secondaire comprend tous les actes destinés à diminuer la prévalence d'une maladie dans une population (dépistage précoce et traitement des premières atteintes). La prévention tertiaire comprend tous les actes destinés à diminuer la prévalence des incapacités chroniques ou des récidives et à favoriser la réadaptation et la réinsertion sociale et professionnelle. Promouvoir la santé, c'est « assurer l'intégrité physique et mentale et développer les capacités vitales de chaque personne, réduire les menaces que font peser sur elle ses environnements physique, psychologique et social, ce qui implique une dynamique sociale qui renforce les possibilités de chaque personne », écrit Michel Manciaux (bibliographie p. 124).

L'éducation pour la santé fait partie de l'éducation globale. Elle prend en compte l'individu dans la société. Sur le plan scolaire, on peut parler d'un processus éducatif : il s'appuie sur la construction de connaissances concernant le corps (besoins, limites, etc.) ; il permet au jeune de développer une image positive de lui-même et d'acquérir des comportements qui privilégient la santé de chacun et de tous. La santé doit apparaître aux adolescents comme la recherche d'un équilibre harmonieux (et non comme l'occasion d'interdits ou de conseils plus ou moins moralisateurs). Elle doit s'appuyer sur le respect de valeurs sensibles dans leur génération. Elle débouche sur une meilleure qualité de vie, permet de renforcer les liens avec les pairs. La réussite d'une action de santé dépend de la qualité de sa préparation, selon une méthodologie précise.

Tout d'abord, l'analyse de la situation est l'étape d'identification des besoins. Il est indispensable de connaître la personne ou le groupe, son contexte de vie, le problème à aborder. Puis le choix des priorités permet de retenir, parmi les besoins exprimés ou identifiés, ceux qui semblent prioritaires dans l'action de santé en fonction de critères de pertinence et de faisabilité. C'est ensuite l'étape des objectifs qui permet, avec la population concernée (en fonction des partenaires rencontrés, des activités proposées, des obstacles identifiés, des ressources disponibles), de déterminer les stratégies de mise en place et de réalisation de l'action. La stratégie consiste à organiser et coordonner les éléments qui participent à la réalisation d'une action. Elle se met en place en fonction des objectifs fixés, des ressources et des moyens disponibles, et des contraintes identifiées. On cherche à répondre aux questions suivantes : qui fait quoi ? pour qui ? quand ? comment ? dans quel ordre ? avec quelles ressources ? La réalisation consistera à faire de tous ces éléments une action réalisable et cohérente. Ceci demande un grand sens pratique et une capacité de coordination et d'animation importante. L'évaluation et l'analyse du processus de réalisation se font à toutes les étapes de l'action. Elles doivent être prévues dès le début et permettre de réajuster les objectifs ou le déroulement des actions. Elles ciblent le processus, les effets, l'impact et le suivi. L'évaluation doit être rédigée pour servir aussi de mémoire. Elle doit être communiquée aux participants et aux décideurs. Il faut savoir que les changements de comportements se déroulent sur plusieurs étapes et sur un temps assez long. Il est illusoire, par exemple, de croire qu'une action d'éducation sur le tabac va entraîner un pourcentage important de sevrage tabagique. Aussi faut-il privilégier les actions à long terme, continues et répétées au fil du cursus scolaire de l'élève. C'est à ce prix qu'il y aura apprentissage. Les actions ponctuelles ne pouvant conduire à un changement de comportement ne seront que des actions d'information, pas d'éducation. C'est pourquoi l'éducation pour la santé doit être mise en place dans le cadre d'un programme de plusieurs années relevant du CESC.

1. Étapes de la planification de programmes en santé publique et communautaire

Analyse de la situation.
Phase d'identification du problème de santé : besoins-demandes-ressources.
Détermination des priorités.
Identification de la population concernée (population cible).
Définition de l'objectif (formulation).
Détermination des stratégies : activités, plan opérationnel.
Identification des ressources.
Réalisation.
Évaluation, adaptation et suivi.

2. Parcours des étapes pour une action de promotion de la santé

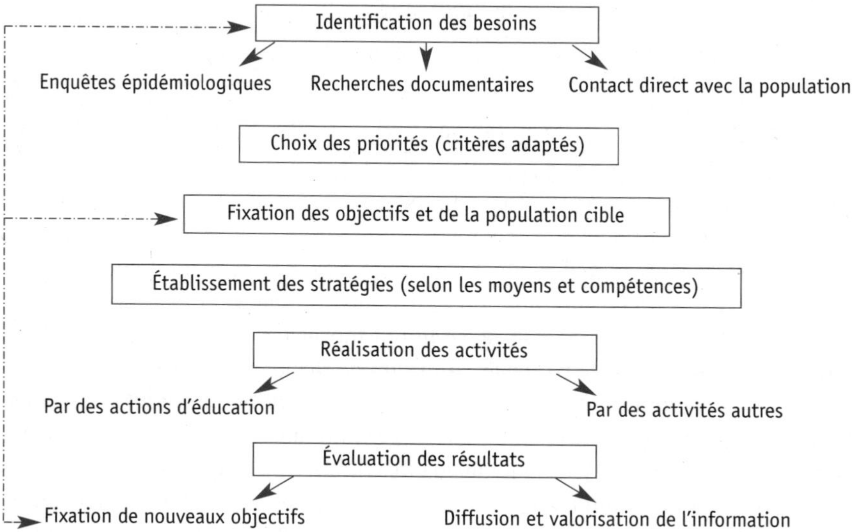

La Documentation Française, *Promotion de la santé. Méthodologie*, Paris, n° 1-9, 1986.

L'éducation pour la santé fait partie intégrante de l'activité des professionnels de santé. L'infirmière agit en référence aux textes la concernant. La circulaire de 2001 précise la participation de l'infirmière « à l'élaboration du projet santé de l'école ou de l'établissement à partir des besoins repérés des élèves et de leurs demandes et à la mise en place des rencontres éducatives sur la santé ainsi que l'évaluation des actions de promotion et d'éducation à la santé ». Les actions de prévention s'inscrivent dans les différents cadres qui permettent la coexistence entre un enseignement progressif tout au long de la scolarité à l'intérieur des programmes, et des activités libres, dans le but de favoriser la prise de conscience des élèves vis-à-vis de la santé.

Le *projet santé*, volet du CESC, s'inscrit dans le projet d'établissement. Il a pour objectif de promouvoir la réussite des élèves et de prévenir l'échec scolaire. Dans un lycée technique ou professionnel, la commission d'hygiène et de sécurité permet de définir un projet. Mais l'infirmière peut aussi passer par l'intermédiaire d'un club rencontre vie et santé, d'un club théâtre ou d'un ciné-club. En primaire, la santé fait partie du projet d'école. Il peut se nouer des partenariats avec des organismes extérieurs (associations regroupées autour de l'INPES, la CPAM, la Mutualité française, etc.), qui doivent être agréés. Ce travail doit être fait en équipe et en collaboration étroite avec le médecin. Il s'appuie sur les compétences de chacun. Il doit reposer sur des méthodes précises et reconnues sans oublier l'évaluation qui doit être prévue dès le début du projet. Le partenariat et le travail en réseau sont nécessaires, mais ils ne doivent pas conduire les personnels de l'Éducation nationale à faire « sous traiter » entièrement l'éducation à la santé. Ils doivent participer en binôme avec les partenaires extérieurs aux actions de santé mises en place dans l'établissement en s'appuyant sur un travail avec les élèves, en amont et en aval de leur venue, les partenaires n'intervenant que ponctuellement et les personnels assurant chacun à leur tour le suivi des actions.

Historique

Au XIXe siècle, l'éducation pour la santé se fait au travers des leçons de morale. À la fin de la Seconde Guerre mondiale, les progrès sont très importants dans le domaine de la prévention, du diagnostic et du traitement des maladies. Le modèle biomédical est à son apogée. Le corps est assimilé à une machine qu'il faut entretenir pour qu'elle fonctionne au mieux et le plus longtemps possible. L'éducation s'applique donc à informer le grand public. À partir des années soixante-dix, on perçoit de plus en plus les limites, d'une part d'une approche exclusivement organique de la santé, et d'autre part de méthodes pédagogiques centrées sur des savoirs à transmettre. On insiste sur la prise en compte de l'être humain dans sa globalité. L'éducation à la santé n'apparaît dans les programmes scolaires qu'en 1991 et les pratiques se diversifient. On cherche à développer le sens des responsabilités ou les capacités d'expression et de communication chez les enfants et les adolescents. Depuis les années quatre-vingt, les éducateurs mettent l'accent sur la participation active de la population, qui est associée à toutes les étapes de la démarche éducative. Ils insistent sur la notion de partenariat. Les dernières orientations proposent un cadre de développement tout au long de la scolarité des élèves, de la maternelle au collège. Insérées dans un projet global, les rencontres éducatives sur la santé apparaissent comme un nouveau moyen de renforcer les acquis des enseignements. Elles concernent enseignants et personnels de santé et sociaux. L'instrument de cette politique est le projet d'établissement conforté par la mise en place des CESC. Les actions sont conçues dans le cadre d'un processus éducatif global intégrant les enseignements, quelles que soient les disciplines, et toutes les circonstances de la vie scolaire. Leur point d'ancrage réside dans la prise en compte des préoccupations des élèves et dans leur responsabilisation. Actuellement, l'école peut trouver des appuis et doit développer des partenariats privilégiés avec son environnement, aussi bien local que régional. Par exemple : le *contrat éducatif local* (CEL) qui constitue un système adapté à des activités d'éducation à la santé dans le domaine périscolaire.

De plus un partenariat lie les acteurs des politiques académiques de santé et ceux des plans régionaux de santé publique. En effet, les questions concernant la santé des jeunes relèvent à la fois d'enjeux éducatifs et de santé publique. Au niveau national, ce partenariat est concrétisé par un contrat-cadre de santé publique qui a été signé le 17 juillet 2003 entre le ministère chargé de l'Éducation nationale et le ministère chargé de la santé qui définit un programme annuel d'actions dans des domaines jugés prioritaires.

Notions à retenir

La réalisation d'un projet de santé s'appuie sur des connaissances théoriques et méthodologiques. La démarche éducative est participative. En développant une image positive, elle permet d'acquérir des comportements qui privilégient la santé. L'éducation pour la santé est une des missions de l'infirmière. Elle doit actualiser sa formation et s'adapter aux demandes des élèves. Elle ne travaille pas seule : c'est en équipe qu'elle peut mener à bien les projets de santé. Ces projets constituent le projet santé de l'établissement, élaboré dans le cadre du CESC.

Quelques pistes pour aller plus loin

AUBERT Lucien, SAN MARCO Jean-Louis, *Santé publique*, in *Les Nouveaux Cahiers de l'infirmière*, n° 1, Masson, 2003, 175 pages.

BERGER Dominique, JOURDAN Didier, MERINI Corinne, PERRETI (de) Christine, VICTOR Patricia, *Guide ressource pour une éducation à la santé à l'école élémentaire*, Éditions de l'École nationale de la santé publique (ENSP), 2004, 203 pages.

BROUSSOULOUX Sandrine, HOUZELLE-MARCHAL Nathalie, *Éducation à la santé en milieu scolaire. Choisir, élaborer et développer un projet*, « Dossiers Varia », INPES, 2006, 139 pages.

FACHIN Odile, « L'éducation à la santé tout au long de ma scolarité », in *Revue de l'infirmière* n° 130, Elsevier Masson, mai 2007, p. 31 à 35.

LARUE Robert, *École et Santé. Le pari de l'éducation*, « Les enjeux du système éducatif », SCÉRÉN-CNDP, Hachette Éducation, 2000, 154 pages.

L'Évaluation en 9 étapes. Document pratique pour l'évaluation des actions santé et social, Espace régional de santé publique, mars 2008, 34 pages.

Thème 5
Éducation à la sexualité et contraception

Objectif

Connaître le cadre législatif relatif à l'éducation à la sexualité et à la contraception à l'intérieur des établissements scolaires ainsi que le rôle infirmier autant dans l'accueil que dans la prévention relative à ces questions.

Textes

BOÉN n° 1 du 6 janvier 2000 relatif à l'organisation des soins et des urgences : voir la page 81 consacrée à la contraception d'urgence.

Circulaires n° 2001-012, 2001-013, 2001-014 du 12 janvier 2001 relatives à la politique de santé en faveur des élèves.

Décret n° 2001-258 du 27 mars 2001 relatif à la contraception d'urgence (BO n° 15 du 12 avril 2001) en application de la loi du 13 décembre 2000 (loi n° 2000-1209).

Loi n° 2001-588 du 4 juillet 2001 qui confère à l'Éducation nationale l'obligation de généraliser sur l'ensemble du cursus scolaire au moins trois séances par an d'information et d'éducation à la sexualité dans les écoles, collèges et lycées (article 22 de la loi). Modalités reprises dans le Code de l'éducation à l'article L 312-16.

Circulaire n° 2002-098 du 25 avril 2002 relative à la politique de santé en faveur des élèves.

Circulaire n° 2003-027 du 17 février 2003 relative à l'éducation à la sexualité dans les écoles, les collèges et les lycées (BOÉN n° 9 du 27 février 2003). Elle abroge et remplace la circulaire n° 98-234 du 19 novembre 1998.

Circulaire n° 2003-210 (BOÉN n° 46 du 11 décembre 2003) relative à la santé des élèves et au programme quinquennal de prévention et d'éducation.

Présentation

La sexualité concerne tout le monde et intéresse tous les âges de la vie car ce domaine ne se limite pas aux relations sexuelles. La sexualité englobe l'ensemble des comportements liés à l'instinct sexuel et à la satisfaction de ce dernier. Freud souligne que la sexualité ne se limite pas aux actes et au plaisir associés au fonctionnement de l'appareil génital. La notion recouvre un ensemble d'activités qui, dès la plus petite enfance, apportent un plaisir pendant l'assouvissement d'un besoin, comme celui de se nourrir. Le préambule du BO n° 1 (voir Textes p. 47) précise que l'éducation à la sexualité doit aller au-delà des objectifs de prévention des risques et d'information sur la contraception : « Il convient de développer une authentique démarche éducative, qui passe par l'affirmation que la sexualité précoce n'est pas une conquête, que la relation sexuelle engage la personne toute entière et qu'elle doit être replacée dans sa dimension affective, fondée sur les valeurs d'estime de soi et de respect de l'autre. La sexualité est indissociable de la liberté de choix. La contrainte physique, psychologique ou morale n'y a pas sa place. Des actions de sensibilisation contre les violences sexuelles seront incluses dans cette éducation. [...] C'est une culture de responsabilité qu'il convient de faire partager aux élèves afin qu'ils vivent avec bonheur la rencontre avec l'autre et les différentes étapes du parcours amoureux qui construisent l'homme ou la femme qu'ils seront demain. »

Une campagne nationale a été lancée le 12 janvier 2000 par le gouvernement pour informer sur la contraception et réaffirmer un droit fondamental des femmes. Cette campagne s'intégrait dans un projet plus large d'éducation à la sexualité et à la santé mis en œuvre dans le cadre des *rencontres éducatives pour la santé* au collège ou au lycée, ou encore à l'occasion des *heures de vie de classe*.

L'éducation à la sexualité a pour principal objet de fournir aux élèves les possibilités de connaître et de comprendre les différentes dimensions de la sexualité dans le respect des consciences et du droit à l'intimité. Cette éducation se fonde sur des valeurs humanistes de tolérance et de liberté, de respect de soi et d'autrui, et doit en outre aider les élèves à intégrer positivement des attitudes de responsabilité individuelle, familiale et sociale. L'éducation appliquée à la sexualité s'acquiert au cours du développement de la vie de l'individu. Au collège, elle résulte à la fois des apports coordonnés des enseignements, des activités complémentaires et des séquences d'éducation à la sexualité. Ces enseignements sont obligatoires. Ils s'inscrivent dans le cadre des rencontres éducatives, dans les cours de sciences de la vie et de la Terre, et dans ceux concernant la vie familiale et sociale. Ces sujets sont abordés avec le souci constant d'établir un lien entre les contenus scientifiques et les implications morales, affectives et sociales.

Les activités complémentaires proposées dans le cadre des projets d'établissement ou à l'initiative des CESC sont l'occasion de susciter un travail interdisciplinaire, une implication des élèves et une ouverture à des intervenants extérieurs (dans le cadre de la programmation et de la progression définies par l'équipe éducative). Les séquences sont organisées par groupe de quinze élèves. Elles sont prises en charge par des personnels volontaires de l'établissement. Des formations sont proposées tous les ans à leur intention (enseignants, documentalistes, conseillers principaux d'éducation, infirmières, assistantes sociales, etc.). Elles doivent être organisées dans le cadre du CESC et du projet d'établissement.

Les personnels de l'Éducation nationale peuvent être aidés par des associations agrées et habilitées par l'Éducation nationale (ex : Planning familial, Mutualité française, personnels des CIDAG, etc.). Comme toute action de santé, la préparation définit précisément objectifs, calendrier, stratégie et évaluation. Il ne s'agit pas de confondre le rôle d'enseignant avec celui de parent, de psychologue ou de médecin, mais de faire évoluer la réflexion vers une intégration harmonieuse de la sexualité dans la vie des jeunes.

La contraception (ensemble de pratiques permettant d'avoir des rapports sexuels sans aboutir à une grossesse) fait partie de l'éducation à la sexualité et à la vie. L'infirmière peut être confrontée aux problèmes liés à la contraception comme à toute interrogation relative à la sexualité lors de l'accueil des élèves à l'infirmerie. Elle peut être amenée à répondre à des demandes précises. Elle peut aussi recueillir des confidences lors d'entretiens spontanés (suite à un problème) ou prévus (suivi) concernant la vie des élèves. Si nécessaire, l'infirmière fait appel au médecin ou à l'assistante sociale. Elle travaille le plus souvent en partenariat tout en respectant le secret professionnel. Dans le cadre de la prévention des grossesses précoces, le décret du 27 mars 2001 donne la possibilité aux infirmières, si aucun médecin ou centre n'est immédiatement accessible, d'administrer à titre exceptionnel la pilule d'urgence à une adolescente en situation de détresse caractérisée. L'infirmière doit aider l'élève qui se confie, en respectant les textes de son cadre de référence et en lui permettant de faire face à son problème. Elle travaille en partenariat avec le médecin scolaire, l'assistante sociale, le médecin traitant, le centre de planification.

Historique

Une circulaire de 1973 offrait déjà la possibilité de réaliser une information sur la sexualité dans le cadre des cours de biologie mais aussi lors d'actions complémentaires proposées en dehors du temps scolaire. Or, elle a rarement été mise en œuvre. La sensibilisation aux risques liés au SIDA a amené à engager de multiples actions au sein de l'Éducation nationale pour répondre à l'urgence. Les bilans réalisés mettent en évidence la nécessité d'inscrire la prévention du SIDA dans un projet plus global d'éducation à la vie et à la sexualité. Une prévention efficace du SIDA, des MST, des violences sexuelles ou des grossesses non désirées, appelle une approche spécifique et réfléchie. Mais au-delà de l'information, il est nécessaire de développer une véritable éducation à la sexualité et à la responsabilité, les objectifs étant de faire évoluer les attitudes de fond et de contribuer à l'épanouissement personnel. Sans renier le rôle des parents, l'école a une tâche spécifique complémentaire et essentielle dans la formation des individus à la vie contemporaine.

Notions à retenir

L'éducation à la sexualité doit faire l'objet de trois séances par classe et par an. Des circulaires en ont précisé le cadre. Toute action d'éducation à la sexualité vise à prendre en compte la dimension relationnelle et affective de la sexualité et met l'accent sur les notions fondamentales de respect de l'autre, de liberté de choix et de responsabilité partagée. L'infirmière peut jouer un rôle dans l'accueil, dans l'écoute et dans l'éducation pour la santé. Cependant, elle doit se former dans des stages appropriés pour être mieux à même de répondre aux interrogations des élèves et pour avoir une formation concrète aux méthodes et pratiques pédagogiques et éducatives impliquant la participation active des élèves.

Quelques pistes pour aller plus loin

GUIGNÉ Christophe, PICOD Chantal, *Éducation à la sexualité au collège*, « Vie scolaire », SCÉRÉN-CRDP de l'académie de Grenoble, 2005, 232 pages.

PÉLÈGE Patrick, PICOD Chantal, *Éduquer à la sexualité. Un enjeu de société*, Dunod, 2006, 254 pages.

Picod Chantal, *Sexualité. Leur en parler, c'est prévenir*, « Pratiques du champ social », Érès, 1998, 145 pages.

L'Éducation à la sexualité au collège et au lycée, « Repères », SCÉRÉN-CNDP, 2005, 64 pages.

L'Éducation à la sexualité. Guide d'intervention, « Repères », SCÉRÉN-CNDP, 2005, 64 pages (consultable en ligne sur www.eduscol.education.fr).

L'Éducation à la sexualité au collège et au lycée. Guide du formateur, SCÉRÉN-CNDP, 2004, 52 pages (consultable en ligne sur www.eduscol.education.fr à la rubrique « Éducation à la sexualité »).

L'Éducation aux comportements responsables au collège et au lycée, Direction générale de l'enseignement scolaire, livret consultable sur www.eduscol.education.fr

Éducation à la sexualité. De l'intime au social, in *La Santé de l'homme* n° 356, INPES, 2001.

Une convention interministérielle pour l'égalité entre les filles et les garçons, les femmes et les hommes dans le système éducatif a été signée pour la période 2006-2011 le 29 juin 2006. L'un de ses axes prioritaires est d'assurer une éducation à l'égalité entre les sexes auprès des jeunes. Cette convention est consultable sur www.eduscol.education.fr.
Recherchez « Convention égalité ». Consultez également la rubrique « Égalité des filles et des garçons ».

Thème 6
Conduites addictives : accueil et prévention

Objectifs

- Approfondir la notion de conduites addictives et leur incidence dans le monde scolaire.
- Découvrir le rôle infirmier face à ce problème.

Textes

Circulaires n° 2001-012, 2001-013, 2001-014 du 12 janvier 2001 relatives à la politique de santé en faveur des élèves.

Circulaire n° 2003-210 du 1er décembre 2003 relative au programme quinquennal de prévention.

Loi n° 2004-806 du 9 août 2004 relative à la politique de santé publique.

Loi n° 2004-811 du 13 août 2004 sur la modernisation de la sécurité civile.

Décret n° 2006-1386 du 15 novembre 2006 explicité par la circulaire n° 2006-196 du 29 novembre 2006 relative à la lutte contre le tabagisme.

Circulaire n° 2006-197 du 30 novembre 2006 relative au Comité d'éducation à la santé et à la citoyenneté.

Code de l'éducation article L 312-18 : plan gouvernemental de lutte contre les drogues illicites, le tabac et l'alcool (2004-2008).

Présentation

Au cours des dernières décennies, de nombreux ouvrages, articles et émissions ont traité des toxicomanies. Pour ne pas se perdre dans cette profusion, il faut cerner précisément le sujet. En 1973, L'OMS définit la drogue comme « toute substance qui, introduite dans l'organisme, modifie une ou plusieurs de ses fonctions ». Cette définition est précisée par la notion de dépendance : processus qui pousse un individu à absorber de façon répétitive un ou plusieurs produits afin d'en retrouver les effets psychiques, mais aussi parfois pour éviter le malaise de la privation. La toxicomanie se caractérise par la consommation répétée d'une drogue qui entraîne, dans des délais plus ou moins rapides, le désir contraignant d'en consommer à nouveau et de s'en procurer par tous les moyens. Du fait de l'adaptation de l'organisme aux effets de la drogue, le sujet en augmentera la dose (tolérance) d'où un phénomène d'asservissement à la fois psychologique et physique (assuétude). Ces états n'existent qu'avec certaines substances et ne sont pas systématiquement liés. Actuellement, on utilise le terme d'addiction. Ce mot recouvre un ensemble de conduites agies caractérisées par « la recherche avide d'un objet, la répétition de l'acte, l'apparente dépendance à l'objet choisi, l'utilisation risquée du corps, la recherche de satisfactions immédiates, la proximité de la mort et de la destruction » (J.-C. Picineli, P. Bretagne et C. Mills).

Que le produit soit licite ou illicite, la communauté scientifique distingue trois types de comportements de consommation : *l'usage*, *l'usage nocif* (ou usage à problèmes) et *la dépendance*. Chaque consommation ne présente pas les mêmes dangers. Elle dépend aussi de la vulnérabilité du consommateur, du produit, de la quantité absorbée, de la fréquence et du contexte de consommation. Il existe un cadre légal pour toutes ces substances. Le cannabis, la cocaïne, l'ecstasy, l'héroïne sont illicites. Le Code pénal en réprime la production, la détention et la vente, et en interdit l'usage qui est sanctionné. Les médicaments psychoactifs sont des produits licites prescrits par un médecin pour traiter divers états pathologiques. La production et l'usage en sont strictement contrôlés mais le détournement et l'automédication sont fréquents. L'alcool et le tabac sont des produits licites. Ils sont consommés librement, leur vente est autorisée et contrôlée, et leur usage réglementé.

L'usage est une consommation de substances psychoactives qui n'entraîne ni complications pour la santé, ni troubles du comportement dans la relation à autrui, comme c'est souvent le cas chez les jeunes adultes ou les adolescents qui expérimentent par curiosité, amusement ou imitation (effet d'entraînement).

L'usage nocif est une consommation susceptible de provoquer des maux physiques, affectifs, psychologiques ou sociaux pour l'usager et son environnement. Ces conséquences ne sont pas uniquement liées à la quantité ingérée en une seule prise, ou à une consommation répétitive, même modérée et contrôlée. Elles dépendent aussi de la dangerosité spécifique du produit et de ses conditions d'obtention.

La dépendance, brutale ou progressive selon les produits, existe dès l'instant où l'absence de consommation entraîne des souffrances physiques ou psychiques. Les modes de consommation ont profondément évolué : stabilité voire diminution de la consommation d'héroïne, augmentation de celle du cannabis (en 2003 chez les jeunes de 17-18 ans, 38 % des garçons et 26 % des filles ont consommé du cannabis au moins une fois dans les trente derniers jours), accessibilité accrue aux drogues de synthèse, fréquence plus élevée des usages abusifs associant produits licites et illicites. Dans le même temps, on observe chez les jeunes un accroissement de la consommation d'alcool fort et des ivresses répétées (63 % des garçons et 48 % des filles de 17-18 ans disent avoir été ivres au moins une fois au cours de leur vie), une stabilisation de la consommation de tabac (47 % des garçons et 48 % des filles de 17-18 ans se sont déclarés fumeurs en 2003 dont 14 % des garçons et 13 % des filles qui fumaient plus de 10 cigarettes par jour), mais à un niveau élevé, une progression de la consommation de médicaments psychoactifs en particulier chez les jeunes filles, ainsi qu'une certaine banalisation de l'usage des produits dopants (Plan triennal de lutte contre la drogue et les dépendances, juin 1999).

La prévention doit s'attacher désormais à prendre en compte les changements constatés dans l'évolution des comportements et des modes de consommations. Pour que les jeunes comprennent l'action des pouvoirs publics, il est indispensable que prévention, soins et répression s'inscrivent dans une logique de complémentarité. De plus, il est important de leur tenir un discours crédible qui ne soit pas contredit par leur propre expérience. Par ailleurs, des études récentes montrent que parmi le tiers d'usagers de produits illicites, on retrouve ceux qui consomment le plus de tabac et d'alcool. On parle alors de polyconsommations ou polytoxicomanies.

Il est certain que, pour eux, le rappel de l'interdit doit s'accompagner d'une démarche de prévention qui ne s'attache pas seulement à prévenir l'usage mais aussi, lorsqu'il existe, à éviter le passage à l'usage nocif et ensuite à la dépendance. Cette politique doit se concevoir en fonction de l'âge des jeunes et de leurs expériences éventuelles de consommation. Elle doit viser non seulement à faire baisser la prise globale, mais aussi à réduire les risques et les dommages résultant de celle-ci, pour l'individu, son entourage et la société tout entière. La prévention, c'est aussi apprendre à se confronter aux risques. Outre le rappel de l'interdit, il conviendra donc d'informer honnêtement et complètement sur les produits ainsi que sur les conséquences de leur usage, sans oublier un travail visant à développer les facteurs de protection (estime de soi, compétences personnelles, etc.) et une prise en compte des facteurs de vulnérabilité. À cet égard, le rôle de l'Éducation nationale est essentiel et incontournable. La prévention doit devenir une véritable priorité. Pour cela, il existe divers outils : les CESC, des formations à destination des personnels des services sanitaires et sociaux – permettant un repérage plus précoce des conduites à risque –, et des documents comme les guides « Repères », distribués à chaque établissement de l'Éducation nationale. Le ministère souhaite ainsi développer les actions d'éducation à la santé.

L'infirmière, toujours dans le cadre de la circulaire de janvier 2001, participe à la prévention par la transmission des connaissances, par l'éducation à la responsabilité, mais aussi par l'attention quotidienne qu'elle porte aux jeunes. Au sein d'une équipe d'établissement, elle peut mettre en place un projet santé avec des partenaires extérieurs : *association nationale de prévention de l'alcoolisme et de l'addictologie* (ANPAA), policiers formateurs anti-drogues, etc. Elle peut aussi agir, à l'infirmerie, à la fois pour répondre aux questions posées, dans l'accueil, dans l'écoute, et parfois dans une relation d'aide lors d'un problème recensé. La bonne connaissance des élèves et des signaux d'appels (facilitée par le temps de présence) et la confidentialité des conversations permettront d'aborder franchement le problème lorsqu'il y a eu consommation. Le règlement intérieur des établissements spécifie l'interdiction des consommations de produits psychoactifs, y compris le tabac depuis le 1er février 2007 ; tout manquement à celui-ci doit entraîner un rappel de la loi qui participe à l'acte éducatif et doit intervenir dans tous les cas. L'élève doit comprendre que son acte appelle une sanction et qu'il est nécessaire de contacter le conseiller d'éducation. Bien sûr, ceci ne se fera qu'après avoir assuré les soins d'urgence et, si besoin, l'évacuation vers un hôpital, une fois la famille prévenue. Dans certains cas, le repos à l'infirmerie sera suffisant. Dès que possible, une discussion s'ouvrira sur ce qui s'est passé et un suivi sera envisagé.

Tous ces problèmes sont abordés avec le médecin scolaire que l'élève peut rencontrer s'il le désire ou si l'infirmière le juge nécessaire. Le climat de l'établissement peut, lui aussi, être un facteur de prévention. Les occasions de fête ou de partage d'activités entre adultes et élèves, sans oublier les parents, sont à susciter ou à saisir (activités culturelles, sportives, artistiques), afin de développer un sentiment d'appartenance à la communauté scolaire. Toutes ces actions peuvent faire naître des relations d'un autre type entre jeunes et adultes : l'estime réciproque, le sentiment d'appartenance, le respect mutuel. L'infirmière participe à ces activités, renforçant ainsi une confiance déjà présente de par son statut un peu particulier, ni enseignant, ni personnel administratif.

Historique

L'histoire de ce dispositif est parallèle à celle du CESC, puisque c'est en voulant lutter contre les toxicomanies que ce dispositif a été mis en place. Cependant on peut noter une évolution. La prévention était morcelée et se déclinait par thèmes. L'alcool et le tabac n'étaient pas inclus dans les toxicomanies. Actuellement, la prévention est devenue globale et n'est plus isolée de l'ensemble des conduites à risque. Les programmes actuels s'attachent davantage aux comportements qu'aux produits consommés, qu'ils soient licites ou illicites.

Notions à retenir

La définition de la toxicomanie a évolué depuis quelques années. On parle aujourd'hui de conduites addictives et de substances psychoactives agissant sur le cerveau selon les mêmes modalités, qu'il s'agisse de drogues illicites ou licites, comme l'alcool, le tabac ou les médicaments. Il ne s'agit pas de nier que certaines sont plus dangereuses que d'autres. Pour évaluer la dangerosité d'une situation, les comportements et les contextes de consommation sont au moins aussi déterminants que les produits eux-mêmes. Le rôle de l'infirmière est important dans l'accueil des élèves et les soins ainsi que dans la prévention.

Quelques pistes pour aller plus loin

HERVÉ François, *Les Drogues et Addictions. Réponses à 100 idées toutes faites sur l'alcool, le tabac, le cannabis...*, Flammarion, 2004, 125 pages.

HUERRE Patrice, MARTY François, *Cannabis et Adolescence. Les liaisons dangereuses*, Albin Michel, 2004, 362 pages.

MAESTRACCI Nicole, *Les Drogues*, « Que sais-je ? » n° 1514, PUF, 2005, 126 pages.

Drogues et Dépendances. Le livre d'information, INPES, 2006, 177 pages.

Plan gouvernemental de lutte contre les drogues illicites, le tabac et l'alcool 2004-2008, MILTD, 2004, 76 pages (consultable sur www.drogues.gouv.fr).

Que sais-tu de la toxicomanie ?, Guide du ministère de la Justice, 2006, 16 pages (consultable sur www.justice.gouv.fr).

Sitographie :
www.drogues.gouv.fr
www.drogues-dependances.fr
www.tabac-info-service.fr
www.education.gouv.fr/pid123/la-sante-des-eleves.html

Numéros spécifiques :
Écoute alcool 0811 91 30 30
Écoute cannabis 0811 91 20 20
Tabac info service 0825 309 310

Thème 7
La violence et la maltraitance

Objectifs

- Connaître les modalités de lutte contre la violence dans un établissement scolaire.
- Aborder le problème de la maltraitance.
- Replacer le rôle infirmier dans chacun de ces deux problèmes.

Textes

- Violence et maltraitance.

Circulaires n° 2001-012, 2001-013, 2001-014 du 12 janvier 2001 relatives à la politique de santé en faveur des élèves.

- Violence.

BOÉN hors-série n° 11 du 15 octobre 1998 relatif à la lutte contre la violence en milieu scolaire.

BOÉN n° 12 du 12 mars 2001 relatif à la lutte contre les violences sexuelles.

Le Protocole d'accord du 4 octobre 2004, conclu entre le ministère de l'Éducation nationale et le ministère de l'Intérieur, dont l'objectif est l'amélioration de la sécurité des établissements scolaires tant à l'intérieur qu'aux abords.

Circulaire interministérielle n° 2006-125 du 16 août 2006 (BOÉN n° 31 du 31 août 2006) relative à la prévention et à la lutte contre la violence en milieu scolaire.

Loi n° 2007-297 du 5 mars 2007 (JO du 7 mars 2007) relative à la prévention de la délinquance.

- Maltraitance.

Circulaire n° 97-175 du 26 août 1997 (BOÉN Hors-série n° 5 du 4 septembre 1997) relative aux instructions concernant les violences sexuelles.

Loi n° 98-468 du 17 juin 1998 (JO du 18 juin 1998) relative à la prévention et à la répression des infractions sexuelles ainsi qu'à la protection des mineurs (accompagnée d'un rectificatif paru au JO du 2 juillet 1998).

Loi n° 2000-197 du 6 mars 2000 (JO du 7 mars 2000) renforçant le rôle de l'école dans la prévention et la détection des faits de mauvais traitements à enfants.

Circulaire 2001-044 du 15 mars 2001 relative à la protection du milieu scolaire et à la lutte contre les violences sexuelles.

Loi n° 2004-1 du 2 janvier 2004 relative à l'accueil et à la protection de l'enfance (lutte contre l'absentéisme).

Loi n° 2007-293 du 5 mars 2007 (JO n° 55 du 6 mars 2007) qui réforme la protection de l'enfance.

Présentation

En milieu scolaire, les phénomènes liés à la violence sont multiformes : violences verbales, atteintes aux biens, violences physiques, racket, port d'armes ou d'objets dangereux, bizutage, etc. Ces phénomènes présentent des degrés très variables de gravité, allant des incivilités perturbant le climat de l'établissement jusqu'à des infractions pénales. Désamorcer cette violence passe par un renforcement systématique des actions à portée éducative.

La prévention dans l'établissement et à ses abords passe par la solidarité et la responsabilité de tous les acteurs. Elle s'inscrit dans le cadre de la politique de l'établissement et concerne l'ensemble de ses personnels. Elle suppose une approche éducative mais aussi normative. L'éducation à la citoyenneté, déjà abordée, a toute sa place dans ce dispositif.

L'Éducation nationale formalise son partenariat avec la police, les municipalités et la justice au moyen de conventions cosignées par les académies ou les départements et les partenaires impliqués. Ces conventions permettent une véritable collaboration des services de l'État dans la lutte contre la violence. Le contrat éducatif local s'applique à tous les milieux scolaires depuis l'école pré-élémentaire. Il concerne l'aménagement du temps de l'enfant à l'intérieur de l'école et en période périscolaire.

Dans le cadre de la loi n° 2005-32 du 18 janvier 2005, loi de programmation pour la cohésion sociale (dite Loi Borloo) qui s'articule autour des trois piliers que sont l'emploi, le logement et l'égalité des chances, il convient de remarquer les mesures qui concernent les enfants en grande fragilité dès la maternelle.

Sont créées des « équipes de réussite éducative » qui auront pour mission de consolider les chances des jeunes ne bénéficiant pas d'un environnement social, familial et/ou culturel favorable à leur réussite. Ces équipes accompagneront ceux qui présentent des signes de fragilité en prenant en compte la globalité de leur environnement. Ce programme de réussite éducative concerne prioritairement les *zones urbaines sensibles* (ZUS), les *zones d'éducation prioritaire* (ZEP) et les *réseaux d'éducation prioritaires* (REP).

Dans le cadre d'un suivi individualisé, des *programmes personnalisés de réussite éducative* (PPRE) pourront être proposés à l'élève et à sa famille.

N'oublions pas d'autres dispositifs existant déjà tels l'école ouverte, le contrat temps libre, le programme de développement des internats, le contrat éducatif local dont nous avons parlé plus haut, etc.

Pour faire suite aux *conseils communaux de prévention de la délinquance* (CCPD), ont été crées en juillet 2002 (décret n° 2002-999 du 17 juillet 2002 paru au JO du 18 juillet 2002) les *conseils locaux de sécurité et de prévention de la délinquance* (CLSPD) présidés par le maire de la commune ou son représentant. Le cas échéant, il est l'instance d'élaboration, de mise en œuvre et d'évaluation du *contrat local de sécurité* (CLS).

Le CLSPD constitue l'instance de concertation qui, sur le territoire de la commune ou de l'agglomération, propose les actions prioritaires de lutte contre l'insécurité. Participent à ce conseil les institutions (dont l'Éducation nationale) et les organismes publics ou privés concernés. À ce titre, il arrive que des infirmières de l'Éducation nationale siègent à ces réunions.

Le contrat local de sécurité est un des éléments du volet éducation du contrat de ville qui est devenu en 2007 le *contrat urbain de cohésion social* (CUCS). Le CUCS fédère les actions qui seront conduites au titre du projet éducatif de la ville ou de l'agglomération autour d'objectifs partagés. Il porte sur la réussite éducative, la prévention de la délinquance et la citoyenneté, ainsi que sur la santé (voir glossaire), l'emploi et le cadre de vie. Les CUCS sont élaborés en articulation avec les CLSPD quand ils existent. Le ministère de l'Éducation nationale a signé le 9 mars 1999 une convention, renouvelée depuis, avec l'*institut national de l'aide aux victimes* (INAVEM) afin d'assurer une prise en charge dans la durée à l'ensemble des victimes au sein de la communauté scolaire.

Le développement de la violence au sein des établissements scolaires et à leurs abords constitue dans certains quartiers un phénomène préoccupant qui impose une mobilisation cohérente et renforcée. Il est impératif de garantir dans tous les établissements le respect de la loi et la sécurité des personnes et des biens, conditions indispensables au bon fonctionnement de l'institution scolaire et à la réussite des élèves. Cela passe tout d'abord par un renforcement systématique des actions à portée éducative au sein même des établissements : éducation à la citoyenneté, travail sur le règlement intérieur, développement de la médiation et des mesures alternatives au conseil de discipline, responsabilisation des élèves et des familles, prévention de l'absentéisme, soutien aux parents, plan de prévention de la violence.

La prévention suppose également des actions de formation, d'aide et de soutien des personnels, ainsi qu'un renforcement de l'encadrement, par des adultes, des établissements les plus concernés. Les CESC constituent le cadre privilégié de définition et de mise en œuvre de cette éducation préventive (voir thème 3).

L'absentéisme de l'élève peut conduire à la marginalisation, voire à la délinquance ou à la violence. C'est pourquoi, en référence au décret du 20 février 2004 relatif au contrôle de l'assiduité scolaire publié au Journal officiel et à la circulaire de l'Éducation nationale n° 2004-054 du 23 mars 2004, le directeur d'école ou le chef d'établissement doit prendre immédiatement contact avec les parents des élèves qui ne sont pas régulièrement présents. Un dialogue avec les parents doit s'établir pour un retour à une assiduité scolaire normale.

Si le dialogue avec la famille est rompu ou s'avère inefficace, le dossier de l'élève est transmis à l'inspecteur d'académie qui peut, en particulier, inviter la famille à suivre si elle l'accepte, un module de soutien à la responsabilité parentale.

Si l'assiduité de l'élève n'est pas restaurée en dépit de l'ensemble des mesures prises, le procureur de la République pourra être saisi. Les parents risquent une amende d'un montant de 350 euros maximum. Le procureur appréciera aussi l'opportunité d'ouvrir une procédure d'assistance éducative devant le juge des enfants.

Enfin il conviendra de noter sur ce sujet que les motifs légitimes d'absence d'un élève sont précisés par l'article L 131-8 du Code de l'éducation.

Rôle de l'infirmière

Pour définir son rôle, l'infirmière s'appuie sur les textes en vigueur. Elle doit être préparée à recevoir les élèves, qu'ils soient victimes ou auteurs de violence. Elle doit donc aussi se former pour mieux repérer les différents signes d'appels, pour gérer et suivre les situations de ce type. Elle peut être amenée à recevoir un élève violent à l'infirmerie. Elle doit alors l'aider à se calmer et l'amener à prendre conscience de son geste. L'infirmière est ressentie comme n'étant ni personnel administratif, ni enseignante, et l'infirmerie est un lieu neutre ; cela facilite le retour au calme. L'infirmière doit toutefois rappeler la loi et le règlement intérieur.

Elle travaille en partenariat avec le chef d'établissement, le conseiller principal d'éducation, et en équipe avec le médecin scolaire et l'assistante sociale ; elle le fait aussi pour le suivi des élèves en difficulté. Le rôle de prévention de l'infirmière s'inscrit dans le projet santé du projet d'établissement ou/et dans les actions du CESC.

Examinons quelques situations dans lesquelles l'infirmière peut être amenée à intervenir, notamment les tentatives de suicides et les cas de maltraitance. Le suicide est la deuxième cause de mortalité chez les jeunes de quinze à vingt-cinq ans. L'OMS parle « d'attentat contre sa propre personne avec un degré variable dans l'intention de mourir ».

L'Éducation nationale a réalisé une cassette vidéo – *Sortie de secours* – pour former et sensibiliser les personnels à reconnaître les signes d'appels. Elle permet de comprendre l'importance de la prise en charge des suicidants et la nécessité de mise en place de lieux de parole pour l'entourage. Sur la base de ses propres compétences, mais aussi en partenariat, l'infirmière aura un rôle important à jouer pour l'élève concerné, à la fois dans le dépistage des « clignotants » du mal-être, comme dans l'accompagnement de l'entourage et des proches en cas de suicide.

En ce qui concerne la maltraitance, il n'existe pas de définition officielle des mauvais traitements à enfants ; la loi les désigne mais ne les définit pas. On adopte donc celle de l'*Observatoire national de l'action sociale décentralisée* (ODAS) de 1993 : « L'enfant maltraité est celui qui est victime de violences physiques, cruauté mentale, abus sexuels, négligences lourdes ayant des conséquences graves sur son développement physique et psychologique » ; « L'enfant en danger est celui qui connaît des conditions d'existence qui risquent de mettre en danger sa sécurité, sa moralité, son éducation ou son entretien mais qui n'est pas pour autant maltraité. » Les personnels de l'Éducation nationale, en contact permanent avec les enfants, ont une obligation de vigilance et doivent connaître les signes révélateurs de maltraitance, mauvais traitement et atteintes sexuelles ainsi que les comportements à adopter lorsque le cas se présente. Il incombe également à l'école de participer à la prévention par des actions d'information à conduire auprès des élèves.

L'infirmière peut repérer les signes directs ou indirects au cours du dépistage infirmier ou des soins lors des passages à l'infirmerie. Les signes directs sont des lésions traumatiques évocatrices par leur siège, leur forme. Les signes indirects sont plus difficiles à repérer et ne prennent sens que dans un ensemble d'éléments. Ce sont des signes somatiques, psychologiques, comportementaux et scolaires. L'enfant peut aussi évoquer sa souffrance lors d'un entretien ou encore lors d'une action de prévention de la maltraitance ou des abus sexuels. Au moment de la révélation, l'infirmière écoute l'enfant. Elle ne doit pas procéder à une enquête. Elle doit l'amener à comprendre qu'il a été entendu et, qu'avec le médecin et l'assistante sociale, elle va l'aider. Elle peut prendre conseil auprès de l'infirmière conseillère technique. Le Code pénal fait obligation de signaler les situations de maltraitance. Les personnes soumises au secret professionnel en sont déliées pour tous les faits de mauvais traitements ou de violences sur mineur de quinze ans (article 226-14).

Les dispositions du Code pénal réprimant la non-assistance à personne en péril leur sont toujours opposables. L'article 223-6 sanctionne « quiconque s'abstient volontairement de porter à une personne en péril l'assistance que, sans risque pour lui ou pour les tiers, il pourrait lui porter soit par son action personnelle soit en provoquant un secours ».

Le signalement peut prendre deux formes :

– soit il est adressé au président du conseil général en charge de la protection de l'enfance dans le département en cas de rumeur ou de suspicion, ce qui nécessitera une enquête par les services de l'*aide sociale à l'enfance* (ASE), ou en cas de faits avérés mais ne demandant pas de traitement judiciaire d'emblée.

– soit il est adressé, en cas d'urgence (situation grave et manifeste) au procureur de la République.

Quel que soit le cas (président du conseil général ou procureur de la République) les personnels de l'Éducation nationale doivent passer par la voie hiérarchique et adresser dans un premier temps leur signalement écrit (courrier ou fax) à la personne qui a été désignée par l'inspecteur d'académie pour servir d'interface entre l'Éducation nationale et les partenaires sur ce sujet. Cette personne sera sans doute soit l'assistante sociale conseillère technique de l'inspection académique, soit le médecin conseiller technique ou l'infirmière conseillère technique.

Le dossier est relu, des compléments d'informations sont demandés à celui qui l'a rédigé si besoin et il est transmis lorsqu'il est complet au conseil général ou au procureur de la République. Cela peut être fait en quelques heures s'il y a urgence, voire plus vite. Ce n'est que si le signalant ne trouve personne parmi les interlocuteurs désignés par l'inspection académique, et s'il y a urgence, qu'il passera son signalement directement au procureur de la République (pour le conseil général, comme on n'est pas dans l'urgence, tout signalement passera par le niveau départemental de l'inspection académique).

Rappelons que le personnel de l'Éducation nationale confronté à une situation de maltraitance aura toujours l'opportunité de faire hospitaliser un enfant s'il pense qu'il est dangereux pour celui-ci d'être remis à ses parents.

Bien entendu, des contacts téléphoniques devront être pris en amont avec le service qui le recevra à l'hôpital pour expliquer cette mesure, et le procureur de la République devra être prévenu aussitôt (fax, téléphone). Il faut se souvenir que 90 % des cas de maltraitance sont intrafamiliaux.

L'infirmière participe à l'élaboration du projet de santé et aux travaux du CESC en adaptant les actions aux besoins de l'établissement. Elle travaille toujours en équipe avec le médecin scolaire, l'assistante sociale et le conseiller principal d'éducation et en partenariat avec des associations ou des institutions (police, gendarmerie, etc.). Des programmes de prévention ont été mis en place en direction des élèves et précédés parfois d'une sensibilisation des adultes. L'objectif est de donner à l'enfant les moyens de se protéger et de faire respecter son intégrité en lui apportant par la parole et par l'image le respect dû par les adultes à son propre corps et à celui des enfants qui l'entourent. Il existe des outils spécifiques utilisés comme supports : vidéos, documents pédagogiques, etc. Le rôle d'accueil de l'infirmière (cité dans la circulaire de janvier 2001) ainsi que l'écoute et la relation d'aide prennent toute leur dimension lorsqu'il s'agit d'un élève victime de violence ou de maltraitance. Les enseignants, les conseillers d'éducation et les autres personnels ont également un rôle important dans le dépistage de ce type de problèmes. Ils peuvent, eux aussi, avoir des informations ou recevoir des confidences, d'où l'importance de participer à des formations pluricatégorielles pour apprendre à mieux travailler ensemble. L'Éducation nationale doit pleinement assumer un devoir d'assistance morale et matérielle aux enfants et à leurs familles qui méritent d'être reçus et écoutés.

Historique

L'histoire de la violence en milieu scolaire a été longtemps ignorée. À la demande du ministère de l'Éducation nationale, une journée d'information sur la violence a pris place en 1996. C'est à partir de cette date qu'un grand nombre de circulaires sont parues, précisant la conduite à tenir et organisant un plan de lutte contre la violence. Le problème de la maltraitance est pris réellement en charge et rappelé périodiquement à l'ensemble de la communauté scolaire. Il est important que les adultes se montrent cohérents dans la gestion des problèmes de violence. Pour la maltraitance, il faut pouvoir recueillir la parole de l'enfant, et surtout l'aider à surmonter le traumatisme ; l'infirmière doit collaborer avec l'ensemble de la communauté éducative. Chaque année, le 20 novembre, une journée internationale pour les droits de l'enfant est organisée.

Notions à retenir

La violence à l'école se manifeste de plusieurs manières : incivilités, délits et crimes (vols, cambriolages, rackets, trafics, viols), sentiment d'insécurité, etc. Le traitement de celle-ci passe par la prévention et le traitement de l'absentéisme, de l'échec scolaire, des difficultés mais aussi par la prévention des conduites à risque, à l'intérieur d'un projet santé ou dans un CESC. Le rôle d'accueil et d'écoute de l'infirmière prend ici toute sa place. Elle travaille toujours, au minimum, en partenariat avec le médecin et l'assistante sociale, soumis, eux aussi, au secret professionnel.

Quelques pistes pour aller plus loin

BAUDRY Patrick, BLAYA Catherine, CHOQUET Marie, *Souffrances et Violences à l'adolescence. Qu'en penser ? Que Faire ?* Rapport à Claude Bartolomé, ministre délégué à la ville, « Actions sociales. Confrontations », ESF, 2000, 161 pages.

CARRA Cécile, FAGGIANELLI Daniel, *Écoles et Violences*, revue *Problèmes politiques et sociaux* n° 923, La Documentation française, 2006, 119 pages.

CYRULNIK Boris, *Un Merveilleux Malheur*, « Poches Odile Jacob », Odile Jacob, 2002, 218 pages.

GABEL Marceline, GIRODET Dominique, MANCIAUX Michel, MIGNOT Caroline, ROUYER Michelle, *Enfances en danger*, « Psychopédagogie », Fleurus, 2002, 773 pages.

ROMANO Hélène, *La Prise en charge des élèves victimes d'abus sexuels*, « Guide pratique », Hachette Éducation, 2007, 144 pages.

Sur le site www.education.gouv.fr, vous pouvez consulter les documents d'accompagnement suivants :
1. Conduites à tenir en cas d'infractions en milieu scolaire.
2. Faits ou situations d'insécurité dans les établissements scolaires ou à leurs abords.
3. Les jeux dangereux et les pratiques violentes.
4. Réagir face aux violences.
Les documents 1 et 3 ont été diffusés dans les établissements scolaires en version papier.

www.education.gouv.fr/cid5173/l-education-nationale-alerte-sur-les-jeux-dangereux-et-les-pratiques-violentes.html

2 Fiches méthodologiques

Dans les pages qui suivent, les auteures sont deux infirmières qui s'adressent à leurs collègues candidates. C'est volontairement que nous conservons la plupart du temps les pronoms personnels, ces nous et ces vous qui soulignent la proximité du livre à son utilisatrice.

Note de l'éditeur

Préambule

Au cours de la préparation, vous devrez utiliser un cahier de travail personnel pour prendre des notes de lecture, préparer des rencontres, faire des comptes rendus, des révisions. Vous devrez suivre une méthode pour laquelle il peut être utile de se référer à la typologie de Hainaut. En voici une liste schématique.

Typologie de Hainaut

- Prendre et traiter l'information
- Communiquer
- S'adapter
- Résoudre des problèmes
- Juger ou évaluer
- Abstraire
- Démontrer
- Apprendre
- Décider
- Transformer
- Trouver des relations dans l'environnement
- Traduire
- Mettre en œuvre des modèles
- Inventer, imaginer ou créer
- Choisir
- Expliquer
- Prévoir, déduire
- Agir
- Concevoir un plan d'action ou une stratégie
- Organiser

Toutes les fiches sont présentées selon un plan identique :

Titre de la fiche (il correspond à celui des fiches thématiques)
Objectifs
Méthodologie
Construction du dossier documentaire
- Rassembler les documents
- Trouver les bonnes adresses
- Prendre des contacts

Actualisation du dossier
Votre expérience
- Vos souvenirs, vos représentations (développés seulement lorsque ce travail est opportun)
- Enrichissez vos connaissances
- Réinvestissement

Sujets de concours
- Exemples de devoirs proposés dans différentes académies les années précédentes

Dans les fiches, vous trouverez une méthode qui pourra vous aider à la fois dans votre travail de révision pour le concours lui-même et dans votre future vie professionnelle. La méthodologie se construit au fil des fiches selon le tableau suivant.

Thèmes	Fiches	Méthodes
1	L'infirmière scolaire	Réaliser un dossier documentaire
2	L'infirmière scolaire, l'élève en...	Rechercher l'information
3	Le CESC	Rédiger une synthèse
4	La réalisation d'un projet de santé	Analyser des documents écrits
5	Éducation à la sexualité et contraception	Apprendre à mémoriser
6	Les conduites addictives	Utiliser Internet
7	La violence et la maltraitance	Construction d'un dossier

Fiche 1 – Réaliser un dossier documentaire

L'infirmière scolaire

Objectifs

Toute candidate au concours devra être capable de citer les obligations de l'infirmière scolaire, à l'écrit comme à l'oral.

Celle-ci doit savoir mettre en adéquation ses actions avec le décret de compétence relatif aux actes professionnels et à l'exercice de sa profession. Elle doit connaître ses missions et fonctions au sein de l'Éducation nationale, avoir conscience qu'exercer en établissement ou en poste mixte entraîne des modes d'organisation différents, être capable de définir ses plages de compétences et les limites à l'intérieur desquelles ses actions prendront place.

Méthodologie : construction du dossier documentaire

Un dossier documentaire présente des documents divers, organisés entre eux, et ayant pour objectif de renseigner sur un sujet ou d'en faire une étude approfondie.

C'est une trace écrite du travail réalisé qui peut être reprise ultérieurement. Il est important de bien cerner le sujet.

Les fiches méthodologiques ont pour objectif d'expliquer comment rassembler les documents, où trouver les bonnes adresses et les contacts pour une rencontre ou un stage. Vous trouverez également comment actualiser le dossier et comment mobiliser votre expérience, ancienne ou actuelle, par rapport au thème du dossier.

Pour monter le dossier, il faut d'abord rassembler les informations. Des documents que vous trouverez dépendra la qualité de votre dossier et de votre travail. C'est pourquoi il faut bien cibler les recherches. Quelques documents exploités sont préférables à une masse de papiers non synthétisés.

Il faut veiller à ne pas être hors sujet.

Composition d'un dossier documentaire

Un dossier documentaire contient : un sommaire, une fiche de vocabulaire ou de mots-clés, une bibliographie comportant des références précises (auteur, titre, maison d'édition, date, nombre de pages) accompagnée des fiches de lectures qui en sont tirées, tous documents utiles sur le thème : textes de lois, circulaires, articles divers, coupures de presse, réflexions, remarques ou interrogations personnelles.

Qualités d'un dossier documentaire

Le dossier documentaire doit être aussi exhaustif que possible et comprendre des informations pertinentes par rapport au sujet. Les documents doivent être datés et lisibles ; s'il s'agit d'extraits, il faut mentionner la source.

Le dossier doit être organisé pour que le candidat puisse retrouver rapidement l'information dont il a besoin. La présentation doit être agréable et claire pour faciliter le travail.

Critères d'évaluation d'un dossier documentaire

Les critères d'évaluation sont la présentation, un plan précis et organisé, un contenu suffisant et des informations pertinentes, un contenu évoluant avec l'actualité.

En fin de travail, procédez à votre auto-évaluation : avez-vous tout traité ? totalement ou superficiellement ? quels aspects reste-t-il à développer ? les documents choisis sont-ils bien utilisés, en rapport avec le sujet ?

Construction du dossier documentaire

Rassembler les documents

Construire un dossier documentaire sur le sujet du thème 1 équivaut à répondre aux questions suivantes : qu'est ce qu'une infirmière scolaire ? où et comment travaille-t-elle ?

D'abord procurez-vous tous les textes de la fiche thématique n° 1 et faites-en une synthèse utile aux objectifs cités plus haut. Consultez les numéros des trois dernières années des revues *L'Infirmière magazine* et *Soins*. Certains d'entre eux abordent la problématique de l'infirmière scolaire sous la forme de témoignages. Parcourez les sommaires du *Monde de l'éducation* des deux dernières années : vous trouverez quelques pistes de travail. Et reportez-vous au livre *L'Infirmière scolaire, aujourd'hui* de Thomann Th., Gabel M., Séneterre E., éd. Maloine, 2005.

Trouver les bonnes adresses

Vous pouvez vous adresser au CRDP (Centre régional de documentation pédagogique) de votre académie. Si celui-ci est trop éloigné, vous pouvez vous rendre au CDDP (Centre départemental de documentation pédagogique). Il en existe un par département. Vous pouvez aussi prendre contact par courrier ou téléphone. Vous pourrez alors consulter (ou vous procurer) tous les textes officiels, mais aussi les épreuves de concours des années précédentes ainsi que de nombreux documents concernant la vie des établissements.

D'autres solutions sont possibles, comme lier connaissance avec le documentaliste du CDI (Centre de documentation et d'information) du collège le plus proche. Avec l'accord du chef d'établissement, celui-ci vous laissera consulter les BOÉN (Bulletins officiels de l'Éducation nationale) où sont édités décrets et circulaires. Vous pouvez aussi consulter le RLR (Registre des lois et règlements) qui existe dans chaque établissement.

Vous trouverez aussi ces textes sur Internet (www.education.gouv.fr ou www.legifrance.gouv.fr). Cependant, le fait de vous adresser à un établissement scolaire vous permettra de travailler aussi sur la préparation de l'épreuve orale.

Vous trouverez les revues professionnelles dans les IFSI (Instituts de formation en soins infirmiers) et *Le Monde de l'éducation* en bibliothèque municipale.

Prendre des contacts

Des rencontres informelles avec une infirmière scolaire sont toujours possibles. Elle vous fera part de son expérience et de son intérêt pour le métier. Si vous n'en connaissez pas, adressez-vous à l'infirmière conseillère technique de l'inspecteur d'académie, responsable départementale des infirmières de l'Éducation nationale. Elle vous orientera vers la personne la plus à même de vous informer et de vous indiquer les modalités de stage.

Actualisation du dossier documentaire

L'Éducation nationale évolue constamment pour s'adapter au monde d'aujourd'hui, notre profession également. Il faut donc s'intéresser à l'actualité de près.

Un décret de compétence a été signé le 29 juillet 2004. Il concerne l'exercice de la profession tout entière (règles et compétences). Il est à mettre en relation avec les circulaires des missions de l'Éducation nationale (circ. n° 2001-012 et 2001-014 du 12 janvier 2001). Il faut aussi suivre l'actualité concernant la création du conseil de l'Ordre infirmier par la loi du 21 décembre 2006.

Votre expérience

Vos souvenirs, vos représentations

Nous vous proposons un questionnaire d'aide à la réflexion.

Aide à la réflexion

- Qu'est-ce qu'une infirmière en France ?
- À quelles règles professionnelles doit-elle obéir ?
- Quelle est sa déontologie ?
- Pour vous, qu'est-ce qu'une infirmière scolaire ?
- Quelles sont les représentations que vous avez de ce métier ?
- Avez-vous une expérience personnelle ?
- Que connaissez-vous des établissements scolaires : écoles, collèges, lycées ? Comment sont-ils organisés ?
- Pour chacun de ces établissements, quelles sont, à votre avis, les actions spécifiques de l'infirmière ?
- Comment s'articule le travail en équipe infirmière – médecin, infirmière – assistante sociale, infirmière – équipe éducative (chef d'établissement, conseiller principal d'éducation, professeur principal, etc.), d'après votre propre expérience ?
- Quelles sont les limites de l'infirmière scolaire ?

Enrichissez vos connaissances

Chacune des situations concrètes rapportées ci-dessous correspond à une journée de stage en milieu scolaire.

Le dépistage infirmier en CE2 ou la visite médicale (VM)

Le préalable est d'obtenir l'autorisation de l'infirmière départementale, ainsi que celle du médecin et du directeur d'école ou du chef d'établissement. Nous avons pour mission de contribuer à la visite médicale obligatoire entre cinq et six ans par un dépistage infirmier : il est impératif que vous sachiez ce qui se pratique à ce sujet.

Objectifs

- Observer le déroulement d'une visite médicale depuis l'arrivée des enfants ou des adolescents jusqu'à leur départ.
- À partir de l'observation, être capable de citer les noms des tests utilisés et leur utilité en ce qui concerne l'examen infirmier (type de test, déroulement, objectifs, résultats).
- Comprendre les objectifs médicaux, préventifs et éducatifs de la visite.
- Observer les attitudes des enfants (inquiétude, gêne, timidité, curiosité, intérêt).
- Apprécier les relations infirmière/enfant, enseignant/service de promotion de la santé, service de promotion de la santé/parents.
- Appréhender l'organisation de ces visites : quelle préparation a-t-elle demandé à l'équipe de promotion de la santé ? quelles conditions de travail sont nécessaires pour que cette visite se passe bien ? quels suivis des élèves sont mis en place à l'issue de cette visite et pourquoi ? comment seront-ils organisés ?
- Prendre connaissance du dossier médical type d'un élève, de la législation sur les visites médicales, des documents remis aux enseignants et aux parents.

Rencontre avec une infirmière en poste mixte

Objectifs

- Connaître le fonctionnement d'un centre médico-scolaire (organisation, personnel, tâches de chacun, responsabilité, modes de financement...).
- Repérer les ressources humaines et matérielles de ce centre.
- Sur le plan de la santé à l'école : découvrir les attentes de l'infirmière et du médecin concernant la santé des enfants. Quelles sont les missions de l'école par rapport à la santé ?
- Quelle conception de la santé a cette infirmière ? Est-ce la même que la vôtre ?
- Quels problèmes de santé peuvent rencontrer des écoliers ?
- Quels sont les objectifs de l'infirmière à ce moment de l'année par rapport à ses missions et aux priorités départementales et académiques ?
- Quels programmes d'éducation à la santé a-t-elle mis en place ?
- Quelles sont ses missions ? (Faites vous préciser ce que vous n'auriez pas compris à la lecture du texte de 2001.)
- Quels sont ses collaborateurs, les partenaires ? Quelles sont les différentes raisons de ce travail en équipe pour chacun d'eux ?
- Demander à ce que vous soient présentés les documents de liaisons utilisés par le centre.

Profitez de l'occasion pour demander à l'infirmière quels sont les problèmes de santé les plus couramment rencontrés. S'il s'agit de maladies contagieuses, demandez-lui quelles sont les mesures préventives appropriées pour l'élève et son entourage (ces maladies sont aussi à approfondir sur le plan théorique). S'il s'agit d'un autre trouble, quels sont les conseils donnés au professeur des écoles, aux parents, à l'enfant ? Quels sont les partenaires éventuels avec lesquels mettre en place des mesures prophylactiques ou d'études de l'environnement ? Demandez-lui de vous montrer, de vous expliquer l'usage des documents utilisés et de vous en donner un exemplaire pour votre dossier.

Rencontre avec une infirmière en établissement

Reprenez la trame proposée ci-dessus et adaptez-la en fonction de la circulaire du 12 janvier 2001 qui décrit les fonctions de l'infirmière du service de promotion de la santé en faveur des élèves.

Il vous faut bien identifier votre rôle, mais aussi celui du médecin (circulaire n° 2001 013 du 12 janvier 2001), et de l'assistante sociale (circulaire n° 91-248 du 11 septembre 1991), du conseiller principal d'éducation, du chef d'établissement et du professeur principal. Rencontrez-les ou reportez-vous au livre cité en bibliographie, p. 126, *Le Système éducatif français*. Les infirmières en établissement ont aussi une part importante de tâches administratives : tenue du cahier de l'infirmière, gestion des inaptitudes en éducation physique, enregistrement des accidents de travail ou scolaires, tenue et mise à jour du fichier infirmier et des dossiers médicaux, statistiques, etc. ; renseignez-vous à ce sujet. Interrogez l'infirmière sur son rôle dans les différentes instances auxquelles elle participe (conseils de classe, CHS, CESC, conseil d'administration, etc.).

Ce sont trois exemples possibles, mais à chaque visite ou rencontre, nous vous conseillons de vous construire un outil de ce type pour tirer le meilleur profit de vos observations, pour avoir un fil conducteur et ne rien oublier des questions que vous vous posez avant d'y assister ou de celles qui surgissent au cours du travail de révisions.

Réinvestissement

Écrit : au concours vous aurez à traiter le plus souvent un cas concret. Une bonne connaissance des textes régissant notre profession vous permettra de justifier vos actions. Prenons l'exemple de la surveillance des jeunes exposés à des nuisances spécifiques. Dans un lycée technique ou professionnel ayant des sections ébénisterie, l'infirmière scolaire doit être attentive au respect des règles d'hygiène et de sécurité (port du casque antibruit, mesures sonores à l'atelier, audiogrammes lors des examens de dépistage, contrôles de vaccinations antitétaniques...). Elle applique ainsi la circulaire du 12 janvier 2001.

Oral : tout ce qui a été dit concernant les différents textes peut être utilisé. Une infirmière qui connaît ses missions et fonctions, qui est consciente de la limite de son pouvoir est une personne qui sait se positionner correctement pour travailler en équipe pluricatégorielle pour une meilleure efficacité au service des élèves. Pour réfléchir sur ce sujet, reportez-vous à l'annexe I.

Sujets de concours

Écrit.

Question sur 3 points. *En regard du décret de compétences du 29 juillet 2004 relatif aux actes professionnels et à l'exercice de la profession d'infirmière, dans quelles conditions une infirmière dans un établissement public local d'enseignement peut-elle donner un médicament ?*

Question sur 7 points. *Vous êtes infirmière dans un lycée polyvalent avec internat. Le proviseur vous demande de préparer un document sur l'organisation des soins et des urgences à mettre en place pendant vos absences. Il veut le soumettre au prochain conseil d'administration.*
1 – Citez les textes de référence à appliquer (4 pts).
2 – Quel sera votre rôle en amont comme conseillère de santé : auprès du chef d'établissement, des personnels chargés des soins en votre absence (précisez lesquels et pourquoi), des élèves et des familles ? Quel sera votre rôle, à votre retour, en aval des soins donnés ? (3 pts.)

Question sur 9 points. *Vous êtes infirmière en poste mixte et vous devez réaliser une visite infirmière pour les élèves d'une classe de CE2 de votre secteur.*
1 – Pouvez-vous préciser l'organisation à mettre en place en justifiant votre réponse ? (2 pts.)
2 – Pouvez-vous citer le matériel que vous devez prévoir ? (2 pts.)
3 – Pouvez-vous expliciter les différents tests à faire passer aux enfants au cours de cette visite en les détaillant ? (3 pts.)

Vous venez d'être nommée dans un lycée technique et, lors de votre premier entretien, le proviseur vous demande comment vous envisagez votre intégration au sein du lycée.
1 – Répondez en utilisant les textes indispensables.
2 – Comment vous positionnez-vous par rapport au secret professionnel ?

Fiche 2 – Rechercher l'information

L'infirmière scolaire, l'élève en situation de handicap, l'élève atteint de troubles de la santé évoluant sur une longue période

Objectifs

L'infirmière doit être capable :

- de définir le handicap et toute maladie chronique en référence aux définitions données par l'OMS ou la loi de février 2005 ;
- de connaître la loi du 11 février 2005 et de citer les principales mesures qu'elle impose ;
- de savoir utiliser les textes cités en référence dans le thème 2 (ex. : la circulaire de 2003 pour l'accueil des élèves malades chroniques) ;
- de citer, s'agissant du jeune en situation de handicap et selon l'âge de celui-ci, les structures ordinaires, d'adaptation ou spécialisées, qui pourront l'accueillir au niveau scolaire ou accompagner son projet de vie ;
- de connaître les conséquences du handicap ou de la maladie chronique sur la scolarisation et les différentes remédiations que l'infirmière peut proposer pour accueillir au mieux ces élèves ;
- d'expliciter les partenariats interne et externe à mettre en place pour rendre la scolarisation de ces élèves plus facile dans tout type d'établissement scolaire ;
- de rechercher l'information dont elle a besoin quelle que soit sa forme et où qu'elle se trouve.

Méthodologie : rechercher l'information

Rechercher l'information

Votre recherche suivra les principes déjà explicités dans la fiche 1 aux rubriques « Trouver les bonnes adresses » et « Prendre des contacts ».

Renseignez-vous auprès des documentalistes sur le mode de rangement du centre documentaire auquel vous vous adressez pour vous repérer dans les rayons. Lorsque vous recherchez un document, il faut avoir ses références précises (titre, auteur, éditeur, date de parution, etc.).

Internet peut vous être également d'un grand secours. N'hésitez pas à taper différents mots-clés en lien avec le sujet que vous travaillez sur votre moteur de recherche.

S'informer dans la presse et sur Internet

Pour actualiser vos dossiers documentaires, la presse quotidienne, hebdomadaire, mensuelle, spécialisée ou non, est une précieuse source d'information, tout comme Internet.

L'une et l'autre permettent d'aborder les différents points de vue. Photocopiez ou tirez les articles qui vous intéressent. Notez bien la date, le nom de l'auteur et l'origine de la publication. Lisez les documents en soulignant les passages importants. Quand vous en aurez sélectionné plusieurs, rédigez une synthèse (voir fiche 3) et faites une fiche de lecture (voir fiche 4). Attention, la presse peut parfois donner dans le sensationnel ou l'émotionnel. Préférez des propos mesurés. Quant à Internet, assurez-vous de la qualité du témoignage que vous sélectionnez (on trouve le meilleur comme le pire). Et pour finir, gardez présentes à l'esprit les valeurs défendues par l'Éducation nationale.

Construction du dossier

Rassembler les documents

Les conseils donnés dans la fiche 1 par rapport au choix des documents sont à garder en tête. Construire un dossier documentaire sur le handicap et la maladie chronique équivaut à répondre aux questions suivantes :

- qu'est-ce que la déficience ? l'incapacité ? le désavantage ?
- quels intérêts présentent l'intégration scolaire ? quelles sont les conditions nécessaires à sa réussite ? quelles sont ses limites ?
- qu'est-ce que la *maison départementale de la personne handicapée* (MDPH) ? quel est son rôle ? quelle collectivité en assure la responsabilité administrative et financière ?
- que sont les structures telles que les CLIS, UPI, SEGPA, LEA, EREA ? qui accueillent-elles ?

– si la scolarisation de l'enfant du fait de la sévérité de ses atteintes n'est pas possible, quelles sont les structures qui accueillent les jeunes en situation de handicap lourde ?

– comment accueillir en milieu ordinaire un enfant déficient visuel, auditif, trisomique 21, en situation de handicap moteur, autiste, en situation de handicap mental, atteint de nanisme ?

– quelles sont les pathologies chroniques qui peuvent conduire à la mise en place d'un projet d'accueil individualisé (PAI) ? Explicitez ce terme de PAI : qui est à son initiative ? quel est son contenu selon la pathologie ? de quoi se compose le protocole d'urgence ? comment est-il mis en œuvre par l'établissement ? quel partenariat est mis en place et avec qui ? (Idem pour un PPS.)

– qu'est-ce qu'une convention d'intégration ? à quoi sert-elle et avec quels partenaires se réalise-t-elle ?

Trouver les bonnes adresses

(reportez-vous à la fiche méthodologique 1)

Au CRDP ou au CDDP vous trouverez beaucoup de documents à consulter ou à acheter, en particulier la revue *Les Cahiers de l'intégration* éditée par le ministère de l'Éducation nationale.

Les pathologies peuvent être étudiées sur Internet dans les centres de documentation des *instituts de formation en soins infirmiers* (IFSI). Généralement vous avez accès au prêt. Ne négligez pas l'apport des associations et leurs publications. Vous pouvez en avoir la liste à la DDASS (Direction départementale de l'action sanitaire et sociale) ou au CODES de votre département.

Exercices

1/ Chercher dans l'annuaire de votre département les coordonnées du Centre départemental de lutte contre les maladies respiratoires, de l'Association des Paralysés de France, du Centre départemental de lutte contre le cancer, de l'Association départementale contre le diabète ou l'épilepsie…

2/ Rechercher grâce à Internet d'autres associations avec les mots-clés suivants, et naviguez sur leur site pour trouver des informations utiles à votre dossier :
- association et asthme ;
- association et mucoviscidose ;
- association et épilepsie ;
- association et myopathie ;
- association et maladie de Crohn ;
- association et maladies rénales ;
- association et maladies cardiaques.

Ne lisez le tableau suivant, qui vous propose quelques solutions, qu'après avoir fait cet exercice.

Résultats de la recherche sur Internet		
Domaines	Adresses	Remarques
Généraliste	www.sante.gouv.fr/www.inpes.sante.fr	
Allergies	www.allergique.org/www.allergienet.com	
Asthme	www.asmanet.com/www.asthmaction.com Association asthme – 3, rue Hamelin 75116 Paris Tél. 08.00.19.20.21 (n° gratuit)	
Diabète	www.has-sante.fr	Haute autorité de santé, HAS édite des guides destinés au grand public comme ceux concernant par exemple le diabète et l'hépatite C.
Épilepsie	www.epilepsie-france.fr	Consultez le site d'Épilepsie France. Voir *Réadaptation* n° 457 sur les épilepsies et les épileptiques.
Handicap	www.apajh.org/www.dyspraxie.info/www.unapei.org	
Cancer	www.ligue-cancer.asso.fr/www.arc.asso.fr	Consultez les brochures de la ligue dont celles consacrées aux cancers chez les enfants.
Mucoviscidose	Association française de lutte contre la mucoviscidose 181, rue de Tobiac, 75013 Paris Tél. 01.40.78.91.91	
Myopathie	Association française contre les myopathies 9, place Rungis, 75013 Paris	

Prendre des contacts

Interrogez aussi l'infirmière d'établissement sur l'accueil des élèves malades chroniques. Pour avoir les coordonnées des établissements accueillant des élèves en situation de handicap ou celle de la *maison départementale pour les personnes handicapées* (MDPH) où l'on vous renseignera sur les différents droits des personnes en situation de handicap, téléphonez à l'infirmière conseillère technique de l'inspecteur d'académie.

Actualisation du dossier

Suivez les conseils de la première fiche. Utilisez les campagnes nationales ou les actions locales mises en place pour avoir des informations récentes et constituez-vous un répertoire d'adresses pour avoir de la documentation spécialisée et actuelle.

Votre expérience

Vos souvenirs, vos représentations

Sur le plan professionnel, avez-vous participé à l'accompagnement d'une personne en situation de handicap ou malade sur une longue durée ? Quels besoins avez-vous recensés ? Quelles réponses avez-vous pu mettre en place ?

Enrichissez vos connaissances

Demandez un rendez-vous pour rencontrer un des partenaires de l'aide aux élèves en difficulté. Imprégnez-vous, auparavant, des textes et lectures conseillées. Ces démarches vous serviront alors à compléter vos fiches de synthèse. Concrètement, un stage, ou un rendez-vous, permet de mettre à l'épreuve vos connaissances théoriques. Il peut donner l'occasion d'obtenir des documents (modèle de PAI ou de convention par exemple).

Rencontre avec un psychologue scolaire

- Quelles sont les missions et fonctions d'un psychologue scolaire à l'Éducation nationale ?
- Existe-t-il un texte de référence ?
- Quelle est sa formation ? sa déontologie ? ses règles professionnelles ?
- Quelles sont ses méthodes d'intervention et ses priorités actuelles ? Qui fait appel à lui ?
- Quels outils utilise-t-il pour effectuer le bilan d'un enfant ?
- Quels liens a-t-il avec le service de promotion de la santé en faveur des élèves ? avec les maîtres ?
- Comment organise-t-il son travail sur plusieurs écoles ?
- Quels suivis met-il en place pour les enfants ?
- Qu'est-ce qu'un RASED ? comment est constitué ce réseau ? quelle est son organisation ?
- Quel intérêt apporte le travail en liaison avec l'infirmière et le médecin (suivi, bilan 5-6 ans) ?

Demandez au psychologue de vous donner des exemples d'aides effectuées (dans le respect du secret professionnel).

Réinvestissement

L'infirmière doit être capable, dans un cas concret, de participer à la prise en charge du jeune en situation de handicap ou malade chronique, sur le plan des soins et du suivi particulier tout au long de sa scolarité. Il faut connaître l'organisation et les structures du système éducatif, dans le premier et dans le second degré.

C'est ce que vous devez montrer au concours, à l'oral et à l'écrit.

Sujets de concours

Sujet 1.
Vous êtes infirmière en collège. En juin, le principal vous annonce l'inscription en sixième, pour la rentrée prochaine, d'un élève handicapé paraplégique suite à un accident sur la voie publique. Il est en fauteuil roulant et nécessite des soins d'hygiène pluriquotidiens. Comment organisez-vous sa venue ? Quel sera votre rôle auprès de cet élève, notamment pour faciliter son intégration ?

Sujet 2.
À la rentrée, vous apprenez qu'une élève diabétique est inscrite dans l'établissement où vous êtes en poste en tant qu'infirmière. Quelle sera votre attitude ?

Pour aller plus loin dans ce thème et bien vous situer par rapport aux partenaires extérieurs, nous vous conseillons de consulter l'ouvrage de D. Ceccaldi, *Les Institutions sanitaires et sociales*, Éd. Foucher, Paris, et plus particulièrement, pour ce thème, le chapitre consacré aux institutions des personnes en situation de handicap. L'ensemble des sigles utilisés n'aura alors plus de secret pour vous, ni le travail en partenariat avec ces différentes structures, ce qui devrait faciliter votre travail futur auprès d'eux.

Fiche 3 – Rédiger une synthèse

Le Comité d'éducation à la santé et à la citoyenneté (CESC)

Objectifs

L'infirmière doit avoir la capacité de définir ce qu'est un CESC (Comité d'éducation à la santé et à la citoyenneté), de décliner ses missions, d'appréhender son organisation tant au niveau académique, départemental que local (école, collège, lycée, ou réseau d'établissements), de citer les partenariats indispensables à tout projet mené avec celui-ci à l'intérieur de l'Éducation nationale comme à l'extérieur, de citer les moyens (humains, financiers, de temps) pour le faire vivre. Elle doit être également capable de rédiger une synthèse.

Méthodologie : rédiger une synthèse

Comment résumer un texte ?

Faites d'abord une lecture de celui-ci ; ensuite, relisez-le et surlignez les termes ou les phrases importantes. Quel plan l'auteur a-t-il suivi ? Dégagez l'essentiel du texte sans oublier la conclusion. Cherchez la logique de l'ensemble. Soyez attentifs aux mots d'articulation.

Utiliser votre propre code et quelques abréviations dans la marge pour vous repérer (exemples : *déf.*, définition ; *TI*, très intéressant ; *Non*, si vous n'êtes pas d'accord ; *?*, incompris).

Vous pouvez noter aussi quelques remarques. Résumez avec vos propres mots l'essentiel du texte souligné en fonction du plan trouvé.

Synthèse de plusieurs documents

Résumez les textes les uns après les autres comme indiqué ci-dessus.

Observez les documents que vous avez en mains : sont-ils récents ? sont-ils tous de la même importance ?

Après avoir analysé l'ensemble, remarquez les points d'accord ou de désaccord entre les textes. Notez avec précision vos remarques personnelles, impliquez-vous. Reformulez ensuite dans un texte final le résumé de l'ensemble des documents étudiés.

Construction du dossier

Rassembler les documents

Voir la liste des textes (p. 35 thème 3) et celle des guides « Repères » pour la prévention des conduites à risques (bibliographie).

Quelques pistes

Déplacez-vous au CRDP ou au CDDP, dans un établissement scolaire ou une école, dans un centre médico-scolaire (voir fiche 1).

Consultez le site du ministère de l'Éducation nationale et celui de votre académie sur Internet. Lisez les revues *Le Monde de l'éducation*, *La Santé de l'homme*... Les quotidiens régionaux se font aussi l'écho d'actions particulières des CESC (actions de lutte contre le tabac, sur la sécurité routière, etc.).

Prendre des contacts

Renseignez-vous dans les établissements sur la présence d'un CESC et demandez au chef d'établissement ou au directeur de vous y inviter. Demandez à vos relations si elles participent aux travaux d'un CESC. Ces démarches constituent un exercice à intégrer dans la préparation des épreuves. Les personnes sollicitées ont un emploi du temps chargé. Vous devrez donc vous plier aux modalités qu'elles proposent.

Actualisation du dossier

La notion de prévention des conduites à risque a évolué au fil du temps depuis 1977 ; il vous appartient, par le suivi régulier de l'actualité (journal *Le Monde*, etc.) et par les contacts que vous allez nouer avec des personnels de l'Éducation nationale, de suivre l'évolution de ce thème.

Votre expérience

Vos souvenirs, vos représentations

En institut de formation en soins infirmiers ou dans votre vie professionnelle, avez-vous participé à une action de prévention ? Essayez de retrouver la démarche. Quelle représentation avez-vous de la notion de citoyenneté ? Comment et quand une infirmière peut-elle aborder ce sujet avec des élèves ? Quelques pistes : comportement des élèves dans l'infirmerie, gestion des groupes, secourisme.

Exercices

Exercice 1

Rédigez une fiche de synthèse concernant le CESC, puis comparez-la avec la fiche proposée page suivante.

Exercice 2

Vous êtes infirmière dans un collège, quelles informations possédez-vous sur les élèves qui peuvent être utiles à la communauté pour mettre en place son projet santé dans le cadre du CESC ?

Déclinez un projet de prévention des conduites à risque pouvant se réaliser sur l'ensemble des années de collège en s'adressant différemment à chaque niveau (sixième, cinquième, quatrième, troisième), toujours dans ce même cadre. Réfléchissez aux moyens de rendre un élève responsable, autonome et acteur de prévention. Quels sont ceux qui vous viennent à l'esprit ? Définissez ce que l'on entend par conduite à risque. La planification d'une action de santé s'appuie sur une méthodologie (fiche thématique n° 4). Quels liens devez-vous avoir avec les familles, comment les renforcer ?

Repérez bien le plan proposé ici, il pourra vous être utile pour répondre aux autres sujets.

Exercice 3

Vous êtes infirmière en poste mixte. Un professeur de cycle 2 vous demande d'intervenir dans sa classe dans le cadre de l'éducation à la santé et à la sécurité. Il souhaite que ses élèves apprennent les gestes de premiers secours durant l'année scolaire.

1 – Comment organisez-vous ce travail en transversalité avec le programme de l'enseignant (pour l'inscrire dans le programme scolaire habituel) ?

2 – Quels gestes ferez-vous travailler aux élèves ?

3 – Quel est votre cadre de référence pour « apprendre à porter secours » ?

Exercice 4

Les enseignants du CE2 au CM2 d'une école en REP de votre secteur veulent s'engager dans un programme de prévention des dépendances et des consommations excessives.

1 – Comment les aidez-vous à réfléchir à ce programme ? en termes d'objectifs, de méthodologie, d'outils ?

2 – Quelles sont les ressources que vous allez pouvoir mobiliser ?

Exercice 5

Le principal du collège où vous êtes nommée vous demande de mettre en place un programme d'éducation pour la santé afin de prévenir la violence présente dans l'établissement de la 6e à la 3e.

Que pouvez-vous faire ? (En vous appuyant sur les textes.)

Réinvestissement

Bien connaître le fonctionnement du CESC est important pour toute candidate au concours. L'infirmière, en liaison avec le médecin, peut ou doit fédérer, sur demande du chef d'établissement, toutes les actions santé mises en place et le CESC devient le cadre incontournable de sa réponse. De plus, il permet, grâce à la mutualisation des ressources et des personnes, de réaliser des actions en répondant aux demandes et aux besoins à la fois des élèves et des adultes.

Pour aller plus loin dans la connaissance des partenaires extérieurs de l'Éducation nationale et des structures avec lesquelles l'infirmière est en relation, consultez l'ouvrage *Organisation de la santé et de l'action sociale* (Ceccaldi Dominique, Moulinot Danièle, Rogeaux Dominique, « Plein pot », Foucher, 2006, 128 pages).

CESC – Fiche de synthèse – proposition

Définition

Le CESC (Comité d'éducation à la santé et à la citoyenneté) est défini par la circulaire du 30 novembre 2006. Il est maintenant inscrit dans le pilotage de chaque établissement scolaire du second degré et est intégré à la politique globale de réussite de tous les élèves. Son rôle a été réaffirmé dans la loi pour l'avenir de l'école de 2005.

Ses missions

Il contribue à l'éducation à la citoyenneté en rendant l'élève responsable, autonome et acteur de prévention. Il prépare le plan de prévention de la violence. Il propose des actions pour aider les parents en difficultés et lutter contre l'exclusion. Il définit un programme d'éducation à la santé et à la sexualité et de prévention des comportements à risques. Le CESC constitue pour ces missions une instance de réflexion, d'observation et de veille qui conçoit, met en œuvre et évalue un projet éducatif en matière de prévention, d'éducation à la citoyenneté et à la santé intégré au projet d'établissement.

Son organisation

Dans l'établissement : le chef d'établissement en assure le pilotage. Une communication interne dynamique et structurée est essentielle à la réussite des projets. La programmation des actions ainsi que leur évaluation sont présentées au conseil d'administration.

En bassin : la mise en réseau des CESC garantit la cohérence et la nécessaire continuité d'une action éducative efficace sur un territoire de la maternelle au lycée. Elle doit être privilégiée particulièrement dans les zones d'éducation prioritaire et rurales.

Dans le département : l'inspecteur d'académie relaie et impulse la politique académique concernant la mise en œuvre des CESC du département. Il s'appuie sur ces dispositifs dans le cadre des partenariats qu'il est amené à établir au niveau départemental. Il désigne les personnes ressources en charge de la coordination au niveau départemental.

Dans l'académie : le CESC s'inscrit dans le programme « vie de l'élève » dans lequel prennent place l'éducation à la citoyenneté et la lutte contre la violence. Un groupe de pilotage anime et coordonne le réseau des CESC. En outre, la présence du recteur ou de son représentant au sein du *groupement régional de santé publique* (GRSP) permet d'articuler les actions liées à la santé des élèves avec celles engagées dans le cadre du *programme régional de santé publique* (PRSP).

Ses partenaires :

Ce sont les services déconcentrés de l'État : Justice, Intérieur, Défense (gendarmerie), Jeunesse et Sports, Emploi et Solidarité, ville ou collectivités territoriales, organismes habilités et associations agrées en articulation avec les autres dispositifs spécifiques (par exemple les CLSPD – Conseils locaux de prévention de la délinquance). Ces différentes instances, pour être pleinement efficaces, doivent nécessairement mener une action concertée, chacune conservant cependant ses responsabilités propres.

Ses moyens

Financiers

Les établissements disposent de différents moyens pour financer les actions :

- les crédits du ministère que les recteurs répartissent sur présentation de projets structurés, tâche habituellement assurée par le groupe académique de pilotage ;
- les crédits MILDT (Mission interministérielle de lutte contre la drogue et la toxicomanie) ;
- les crédits régionaux GRSP (Groupement régional de santé publique) ;
- la participation de l'établissement sur son budget propre traduisant son implication dans le projet ;
- les fonds lycéens et collégiens ;
- les heures supplémentaires pour les enseignants et les indemnités péri-éducatives.

En temps

Les interventions peuvent avoir lieu sur les 40 heures obligatoires prévues par la circulaire du 19 novembre 1998. Ces rencontres éducatives nécessitent une fréquence régulière tout au long de la scolarité en collège, pour permettre aux jeunes d'acquérir les attitudes de responsabilité et de prévention au cours de leur développement (physique, psychique et social). L'heure de vie de classe peut aussi servir de cadre à cette démarche ainsi que les travaux croisés pour les classes de quatrième.

L'école est un des lieux où l'enfant puis l'adolescent se construisent. Les adultes jouent un rôle important dans la manière dont les jeunes se perçoivent. C'est autour de cette prise de conscience que peut s'élaborer une stratégie de prévention dans l'établissement. Mais l'Éducation nationale ne peut résoudre seule tous les problèmes de vie des élèves. Elle doit donc organiser un partenariat efficace en s'ouvrant aussi sur l'extérieur.

Fiche 4 – Analyser des documents écrits
La réalisation d'un projet de santé

Objectifs

L'infirmière doit être capable de situer son rôle en santé publique et communautaire, de rappeler le cadre législatif de l'infirmière en éducation pour la santé, de citer les différentes étapes de la mise en place d'un projet de santé, de relier ce projet de santé au projet d'établissement ou au CESC, de citer les partenaires potentiels, d'argumenter sur les notions de santé, d'éducation, d'éducation à la santé et de promotion de la santé, de santé publique et de santé communautaire, et enfin de savoir analyser des documents écrits.

Méthodologie : analyser des documents écrits

Faire une fiche récapitulative

Les fiches sont principalement des fiches de lecture mais elles peuvent aussi rassembler des notes prises à l'occasion de n'importe quel événement que vous désirez retenir. Elles sont des auxiliaires précieux pour la mémoire. Pour les réaliser :

- adoptez toujours le même format et le même support (cartonné) pour toutes vos fiches ;
- choisissez un plan à suivre et reproduisez le fidèlement ; par exemple, indiquez en haut de la fiche toutes les coordonnées : nom de l'auteur, titre du livre, nom de l'éditeur, date et lieu de parution et nombre de pages de l'ouvrage ; toutes ces notions doivent figurer dans une bibliographie ;
- précisez si l'auteur est professionnel de santé, spécialiste, journaliste, homme politique ; ceci peut expliquer ses prises de positions ;
- notez les hypothèses émises, les réponses données, les réserves suggérées ;
- repérez aussi sur quoi l'auteur se base pour affirmer sa position, ce qui vous paraît insolite ou contradictoire ;
- recherchez les articulations du texte ;
- définissez les termes nouveaux ;
- trouvez les idées-forces et hiérarchisez-les. Pour les données quantitatives, ne relevez que les chiffres clés.

Votre analyse apparaît en bas de la fiche. Si vous devez synthétiser plusieurs documents sur un même sujet (voir fiche méthodologique n° 3), il vous faudra confronter les hypothèses des différents auteurs et ajouter votre point de vue.

Analyser un texte

Lisez le texte une ou plusieurs fois en soulignant ce qui est important (voir Fiche 3 – Méthodologie : rédiger une synthèse). Posez-vous quelques questions sur le mode QQOQC.

Qui ? L'auteur.

Quoi ? De quel type de texte s'agit-il (article de presse, journal spécialisé, ouvrage) ?

Où ? Où se passe l'action (en France, à l'étranger) ?

Quand ? Précisez les dates et le contexte de cette publication.

Comment ? De quelle façon l'auteur développe-t-il ses idées ?

On peut aussi ajouter : « À qui s'adresse ce texte ? »

Dégagez ensuite la *substantifique moelle* du texte, c'est-à-dire les idées principales et l'argumentaire en rapport avec celles-ci.

Comparez ce texte avec d'autres pour confronter les différents points de vue développés.

Construction du dossier

Rassembler les documents

Se reporter à la fiche thématique 1.

Trouver les bonnes adresses

L'Institut national de prévention et d'éducation pour la santé va devenir un partenaire indispensable. Il est chargé de communication et de prévention dans les domaines de la santé. Adressez-vous à l'*association départementale d'éducation pour la santé* (ADES) ou au *comité départemental d'éducation pour la santé* (CODES). Vous pourrez sans doute travailler sur place et emprunter ou acheter les ouvrages utiles (*La Santé en action, dix fascicules de méthodologie ; Un deux trois santé ; Adolescences plurielles, La Santé de l'homme*).

Vous trouverez tous les documents (affiches, dépliants, dossiers, etc.) concernant les thèmes abordés en éducation pour la santé (alimentation, conduites à risque, sécurité, etc.). N'hésitez pas à demander de l'aide aux animateurs qui sont d'excellent conseil. Signalons encore un autre ouvrage, *Éducation à la santé en milieu scolaire. Choisir, élaborer et développer un projet*, S. Broussouloux, N. Houzelle-Marchal, « Dossiers Varia », INPES, 2006, 139 pages.

Vous pouvez aussi vous rendre dans les IFSI. Depuis 1985, les études d'infirmières comportent un module de santé publique. Leurs centres de documentation contiennent des ouvrages qui pourront vous être utiles, dont *Le Cahier de l'infirmière* n° 3 aux éditions Masson.

Voici encore quelques références supplémentaires : les revues trimestrielles du Haut comité de la santé publique, *Actualité et Dossier en santé publique* (mars 1995, n° 10, sur la santé des jeunes ; septembre 1996, n° 16, sur l'éducation pour la santé) ; les bulletins trimestriels de l'ADOSEN, particulièrement le n° 124 sur l'éducation à la santé ; le cédérom *Éducation à la santé* version 2003 (pour un prix modique, il apporte une mine d'informations).

Pour savoir ce qui se pratique ailleurs, vous pouvez vous abonner à la revue mensuelle belge *Éducation Santé*, (vous pouvez obtenir un numéro gratuit sur demande en écrivant à *Éducation santé*, chaussée de Haecht, 579/40 1031 Bruxelles).

Prendre des contacts

Contactez l'ADES ou le CODES (antennes départementales de l'Institut national de prévention et d'éducation pour la santé) pour connaître les différentes actions en place : conférences, forums, rencontres-débats, etc. (voir glossaire) ; en général, les stages sont payants. Si vous êtes hospitalière, prenez contact avec le service de formation continue. Vous pouvez aussi contacter l'infirmière conseillère technique de l'inspecteur d'académie de votre département pour connaître les possibilités de rencontrer des infirmières qui mènent des projets santé originaux. Essayez de les accompagner, si cela est possible, pendant une intervention dans une classe. Observez les méthodes pédagogiques utilisées, informez-vous des partenariats mis en place avec l'enseignant de la classe pour la réalisation de cette action (avant, pendant, après). Ce travail d'observation peut aussi bien être conduit auprès d'une infirmière d'établissement que d'une infirmière en poste mixte.

En dehors des stages, il reste la possibilité, si vous ne l'avez déjà fait, de suivre la formation du CNED (tél. 05 49 49 94 94) pour la préparation au concours. En effet, les devoirs concernent l'ensemble des thèmes et vous permettent d'avoir une évaluation personnelle de vos révisions.

Actualisation du dossier

Comme pour les autres sujets, et plus encore peut-être du fait de la multiplicité des thèmes abordés, il vous faut suivre l'actualité locale, nationale et internationale (par exemple pour les données concernant le SIDA). Des informations utiles peuvent être recueillies dans de nombreuses publications. Il est intéressant de suivre les journées à thème : la Journée mondiale du SIDA (1er décembre), la Journée sans tabac (31 mai), les journées d'information sur certaines maladies : la mucoviscidose, le diabète, la surdité.

Votre expérience

Vos souvenirs, vos représentations

Au cours de votre parcours professionnel, vous avez peut-être mis en place ou participé à des stages d'« éducation du patient ». En effet, dans certains centres hospitaliers, il existe une école de l'asthme, une école du dos ou encore une école du diabète. Quels souvenirs en avez-vous ? Quelle méthodologie utilisiez-vous ? Si ce n'est pas le cas, les collègues qui réalisent ces actions peuvent vous renseigner, contactez-les. Votre diplôme d'État est récent, vous avez donc bénéficié du module « santé publique » pendant vos études. Rassemblez vos souvenirs, replongez-vous dans vos cours. Ils vous serviront de base pour atteindre les objectifs du thème. N'oubliez pas, cependant, que le décret de compétences du 29 juillet 2004 nous définit comme réalisant des soins de nature technique, relationnelle et éducative.

Enrichissez vos connaissances

Grâce à l'analyse de vos lectures, vous pouvez mieux définir ce qu'est la santé. Vous constaterez que les auteurs n'en ont pas tous la même représentation. Quelles définitions préférez-vous et pourquoi ? Demandez à vos proches et à vos relations de définir ce qu'est la santé pour eux. Quels écarts constatez-vous entre les professionnels de santé et ceux-ci ? Cet exercice pourra vous servir lorsque vous aurez à mettre en place une action d'éducation à la santé. N'est-il pas nécessaire de travailler sur les représentations entre les différents partenaires avant de pouvoir mettre en route un projet ?

Quels sont les facteurs qui influencent la santé de l'homme ? Ceux sur lesquels l'infirmière de l'Éducation nationale peut agir ? On entend souvent les termes éducation à la santé, éducation pour la santé, prévention, promotion de la santé. Est-ce la même chose, ou existe-t-il des concepts différents ? Précisez vos réponses, argumentez avec des exemples pris dans vos lectures ou au cours de vos recherches.

En reprenant les textes cités dans la partie thématique et par rapport à la promotion de la santé, citez précisément les missions et fonctions de l'infirmière à l'Éducation nationale (sans oublier le décret de juillet 2004). Reprenez la circulaire de l'Éducation nationale du 24 novembre 1998 (Thème 3 – Le CESC) : *Orientations pour l'éducation à la santé à l'école et au collège*. Dans quel cadre s'inscrit l'éducation à la santé ? Sur quoi est-elle fondée ? Quand se déroule-t-elle ? Quels sont ses objectifs ? Que sont les rencontres éducatives au collège ? Quels sont les moyens à utiliser pour les mettre en place ? Quels sont les partenaires et quelle est l'originalité de ce dispositif ? Faites une synthèse comme indiqué en fiche 3.

Réinvestissement

Pour le concours vous devez être capable de mettre en place, aussi bien à l'écrit qu'à l'oral, une action d'éducation à la santé avec les éléments que l'on vous donnera ou que vous devrez inventer. Il faut donc que vous ayez à l'esprit les étapes d'une action de santé. Vous devez être capable de décrire brièvement l'intérêt de chacune et de lister les questions auxquelles vous devez répondre pour définir les informations dont vous aurez besoin. N'oubliez pas la phase d'évaluation. Avoir un exemple concret en tête permet de mémoriser le processus plus facilement. Cela vous servira à organiser votre devoir (plan). Le jury apprécie toujours les réponses construites et complètes. Faites toujours le lien avec le projet santé du projet d'établissement et le CESC. La dernière circulaire de 2001 nous donne pour mission de développer une dynamique d'éducation à la santé.

Sujets de concours

Écrit.

Sujet 1

Lors d'un dépistage infirmier, plusieurs élèves se plaignent du poids du cartable. Par ailleurs vous avez constaté un nombre important d'élèves présentant des troubles de la statique vertébrale. Quelles actions envisagez-vous vis-à-vis des élèves, des parents, du collège ?

Sujet 2

L'infirmière et l'éducation pour la santé en EPLE. Comment peut-elle intervenir ?

Sujet 3

Une enseignante de CE2 vous fait part de son inquiétude sur la récidive d'infestation de poux dans sa classe. Deux élèves sont désignées comme bouc émissaires et exclues par leurs camarades.

1 – Que proposez-vous de faire :
- *en direction de l'enseignante ?*
- *en direction des élèves ?*
- *en direction des parents ?*

2 – En pratique décrivez ce que vous mettez en place et le contenu de vos interventions. (Ce devoir peut se décliner aussi bien à l'écrit qu'à l'oral.)

Sujet 4

Dans un collège, lors d'un dépistage infirmier systématique en classe de 6e, l'infirmière note qu'une quinzaine d'élèves présentent un problème de surpoids ou d'obésité. Elle propose au principal de mettre en place une action visant à approfondir les connaissances alimentaires et à promouvoir l'activité physique.

1 – Pourquoi et comment fait-elle ce repérage ?

2 – Quelle sera sa démarche auprès des élèves dépistés à court et à moyen terme ?

3 – Quelles seront les actions à entreprendre dans le collège ?

Fiche 5 – Apprendre à mémoriser
Éducation à la sexualité et contraception

Objectifs

L'infirmière doit être capable de citer le cadre législatif relatif à ce thème, d'expliquer comment accueillir et écouter un ou une élève ayant un problème de contraception, de risque de grossesse ou tout autre questionnement sur le sujet de la sexualité. Elle propose la mise en place d'une action d'éducation pour la santé concernant la sexualité dans une dimension globale (biologique, affective, psychologique, juridique, sociale, éthique). Elle connaît les partenaires utiles selon les cas rencontrés. Elle réfléchit et argumente sur le sujet, conseille les élèves par rapport à leurs demandes ou leurs besoins, dans le respect des convictions et de l'intimité de chacun.

Méthodologie : apprendre à mémoriser

Si vous avez une mémoire visuelle, n'hésitez pas à écrire ou à relier votre travail à des images précises. Ceci permet la mémorisation par association.

Si votre mémoire est auditive, lisez à voix haute, enregistrez-vous sur cassette, reprenez votre propre langage.

Pour retenir, il faut effectuer des classements, définir les significations, les idées, les relier et les enchaîner par affinités sémantiques. Ne gardez que l'essentiel, les idées-clés dans une vision d'ensemble.

Reliez les nouvelles informations avec ce que vous connaissez déjà.

Organisez vos connaissances dans un ordre logique, selon un classement facile à mobiliser, n'hésitez pas à les synthétiser en tableaux récapitulatifs, utilisez des mots-clés.

La mémoire se renforce par la répétition. On la favorise aussi en cherchant toujours à associer tout nouvel apprentissage aux acquis précédents et en contrôlant régulièrement ces derniers dans ses fiches personnelles.

Construction du dossier

Rassembler les documents

Vous pouvez consulter les textes cités en référence dans le thème 5. Vous les trouverez notamment sur Internet. Pour cela, utiliser un moteur de recherche en inscrivant les termes suivants :

- Éducation à la sexualité
www.eduscol.education.fr
www.planning-familial.org (site du mouvement français pour le planning familial)
www.mels.gouv.qc.ca (site du Québec qui propose la version française d'un document de 58 pages daté de mars 2003).
- Contraception
www.contraceptions.org (Association française pour la contraception).
www.wikipedia.org (Wikipedia l'encyclopédie libre ; écrire « contraception »).
- Pilule du lendemain
www.piluledulendemain.com
- Contraception d'urgence
www.contraceptions.org
- Grossesse chez l'adolescente et déni de grossesse
www.france5.fr et www.sante.gouv.fr (consulter le rapport sur la prévention et la prise en charge des grossesses des adolescentes et tous les autres mots-clés dont vous auriez besoin pour trouver de la documentation).

Trouver les bonnes adresses

La contraception et l'IVG sont des sujets de société. Régulièrement la presse se fait l'écho des débats en cours. Par exemple vous pouvez accéder au quotidien *Le Monde* sur Internet en consultant le site : www.lemonde.fr.

Vous pouvez chercher la loi n° 2001-588 du 4 juillet 2001. Cette loi précise entre autre que l'IVG peut être pratiquée avant la fin de la 12e semaine de grossesse, c'est-à-dire jusqu'à 14 semaines d'aménorrhée. Vous pouvez consulter le guide « Repères » de février 2002 concernant la prévention et le traitement des violences sexuelles sur : www.education.gouv.fr.

Vous pouvez trouver des dépliants sur ce thème dans les centres de planification et d'éducation familiale ou dans les centres de planning familiaux. (se renseigner auprès des DDASS pour obtenir les adresses locales ou consulter l'annuaire).

Autres sources de renseignements : le *mouvement français du planning familial* (MFPF) – 4, square Saint-Irénée, 75011 Paris. Tél. 01 48 07 87 07 et site www.servicepublic.fr.

En ce qui concerne le produit *Norlévo*, le laboratoire Besins-Iscovesco a édité une plaquette, *Contraception d'urgence, les réponses à vos questions*. L'adresse du laboratoire peut être trouvée dans un Vidal récent. Ce mot-clé peut vous permettre de trouver de nombreux documents sur Internet. Il existe maintenant un générique.

Sur la contraception vous pouvez vous renseigner auprès de la *délégation départementale du droit des femmes* (demander les coordonnées à la préfecture) ou encore au CODES. Vous y trouverez de nombreux documents, d'une part pour une information tout public, et d'autre part adaptés à l'âge des élèves et pouvant être utilisés en éducation pour la santé.

Souvent, ces documents doivent être utilisés par des personnes ayant reçu une formation, une réflexion solide sur ce qu'est la sexualité. Il est important de réaliser un travail d'équipe préalable à la mise en place d'une action sur ce thème, pour travailler à la fois sur ses propres représentations et sur la pédagogie à employer. Deux livres de Jocelyne Robert, publiés aux Éditions de l'Homme, *Ma Sexualité de 6 à 9 ans* et *Ma Sexualité de 9 à 12 ans*, peuvent vous aider pour le travail en primaire.

Sur l'adolescence et sur la santé, les Éditions de la Martinière ont publié plusieurs livres, dont le *Guide Ado Info Santé Jeunes*, de B. Cadeac et V. Henriot, La Martinière Jeunesse, 1998.

Vous pouvez aussi vous adresser au *Conseil supérieur de l'information sexuelle*, qui a un centre de documentation : 31 rue Le Peletier, 75009 paris, tél 01 47 70 41 58.

Prendre des contacts

Chaque académie a son projet d'actions d'éducation à la santé. Renseignez-vous auprès des infirmières du service de promotion de la santé pour savoir comment est abordé ce sujet dans votre région.

Vous pouvez aussi rencontrer vos futurs partenaires, par exemple les plannings familiaux ou centres de planification et d'éducation familiale, la délégation départementale du droit des femmes, le CODES, la PMI (pour son action auprès des jeunes mères), et le mouvement français pour le planning familial. Rendez-vous au *centre de dépistage anonyme et gratuit* (CIDAG) du centre hospitalier le plus proche, rencontrez les différentes associations travaillant à la lutte contre le SIDA (Aides, Actis, etc.). La plupart ont une documentation abondante.

Actualisation du dossier

Toute information, recherchée ou obtenue de façon aléatoire, constitue une préparation au concours.

Il est important de suivre l'actualité et de lire la presse. Prenez des notes. Certaines émissions de télévision abordent régulièrement ces questions. Profitez par exemple de la mobilisation lors de la Journée mondiale du SIDA (1er décembre) pour compléter votre information.

Votre expérience

« L'éducation à la sexualité comporte des dimensions diverses : biologique, psychologique, affective, socioculturelle et morale. Construire sa sexualité est inséparable de la construction de valeurs comme la tolérance et le jugement critique, la liberté, le respect, le sens de la responsabilité sociale et individuelle. Ces valeurs passent à travers l'enseignement de toute discipline. » (Extrait du guide « Repères ».)

Infirmière scolaire, vous aurez un rôle de soignant, d'éducateur, de référent, d'écoutant, de médiateur... Il faut vous préparer à faire face aux besoins, aux demandes, à l'accueil des jeunes : ils ont des valeurs et des croyances diverses, un niveau d'information inégal, et chacun a ses préoccupations. L'âge des enfants est important : le langage ne sera pas le même pour répondre à une question sur la grossesse à un élève d'école primaire ou à un lycéen, d'où l'idée d'une progression dans les projets d'éducation à la santé. Les élèves apprécient les propos clairs, scientifiquement exacts, mais abordant toutes les dimensions de la sexualité. D'où l'intérêt de se former avant d'intervenir auprès d'un groupe d'élèves. Bien sûr, la relation duale (élève-infirmière) est très différente. En plus des connaissances sur tous les aspects humains de la sexualité, il faut savoir que les jeunes s'expriment parfois crûment et sans tabou. Cela ne doit pas désorienter. Il faut savoir gérer le groupe, laisser s'exprimer les différents points de vue, dans le respect de chacun. Les propos moralisateurs ou intolérants ne sont pas de mise. Reportons-nous à nouveau au guide « Repères » : « Dans le domaine de la santé, et plus encore sans doute celui de la sexualité, les repères n'existent pas en dehors des individus eux-mêmes : c'est en les construisant dans le cadre de la relation éducative que vont émerger à la fois un éventail de possibles et des choix plus librement consentis. » Votre cahier complémentaire vous sera particulièrement utile pour collecter vos idées, vos sentiments, les outils pédagogiques utilisables ainsi que vos synthèses de lecture. Reprenez-le régulièrement pour avancer, réfléchir encore.

Pour répondre aux objectifs de ce thème, faites la synthèse des textes législatifs concernant l'éducation sexuelle et la prévention.

Réinvestissement

Au sein de l'Éducation nationale, les infirmières, les médecins et les assistantes de service social constituent un lien entre les enfants et les adolescents scolarisés, leurs familles, le monde de la santé, le monde de l'enseignement et l'environnement social. Ils jouent un rôle important d'intermédiaires ou de médiateurs entre les enfants et les adolescents et leurs parents ou leurs familles. Chacun doit le faire dans le champ de ses compétences. Il est indispensable de pouvoir se retrouver en équipe pour réfléchir et aider au mieux l'élève. Tout en respectant le secret professionnel, il faut aussi savoir travailler avec les enseignants qui ont un rôle important de prévention par le regard qu'ils ont au quotidien sur les jeunes.

Sujets de concours

Écrit.

Sujet 1

Un élève de seconde vient vous confier son angoisse car sa copine, élève de l'établissement, a un retard de règles de dix jours. Ils se demandent comment en parler à leurs parents.

Sujet 2

Une élève de première sollicite un entretien. Elle avoue être enceinte de six mois et personne n'est au courant, pas même sa famille. Quel est votre rôle en tant qu'infirmière ? Quels conseils pouvez-vous lui donner ? Que lui demandez-vous ? Quels partenaires contactez-vous, avec son accord, et pourquoi ? Comment organisez-vous la vie scolaire de cette élève interne ? Peut-elle poursuivre sa scolarité ?

Sujet 3

Une jeune fille, que vous voyez en examen infirmier, vous confie qu'elle a des rapports sexuels épisodiques mais n'a pas de contraception. Quels conseils pouvez-vous lui donner ? Quel accompagnement prévoyez-vous pour elle ?

Sujet 4

Un surveillant d'internat, embarrassé, vous dit qu'il pourrait avoir une IST[1]. Il vous demande ce qu'il convient de faire. Envisagez les conseils à donner si l'IST est une syphilis, une blennorragie, le SIDA, l'hépatite B ou C.

Sujet 5

Annie est diabétique insulinodépendante, elle souhaite avoir une contraception. Que lui conseillez-vous ? À qui l'adressez-vous et pourquoi ?

Sujet 6

Julien, élève de troisième, vient vous demander conseil. La veille, il a eu un rapport sexuel non protégé. Que lui conseillez-vous ? À qui l'adressez-vous ? Que connaissez-vous du traitement préventif mis en place pour diminuer les risques de contamination, du SIDA par exemple ?

1. Infection sexuellement transmissible.

Fiche 6 – Utiliser Internet
Les conduites addictives

Objectifs

L'infirmière doit être capable de donner la définition d'une conduite addictive, de définir ce qu'est une substance psychoactive (quelles sont celles utilisées par les jeunes ?) ; de préciser ce qu'est l'usage, l'usage nocif, la dépendance, de décrire les incidences que peuvent avoir ces différents types de consommation sur la santé de l'élève, son attitude en classe (quels signes peuvent faire penser à telle ou telle consommation ?) ; de faire état de la législation française concernant différentes substances psychoactives (un règlement intérieur d'établissement doit-il aborder ces problèmes ?) ; de lister les rôles de l'infirmière de l'Éducation nationale (étoffez votre réponse – rôles de soignant, d'éducatrice, d'éducatrice de santé... – en faisant référence aux textes que vous connaissez) ; de citer les partenariats à mettre en place face à ces conduites (internes et externes à l'Éducation nationale).

Méthodologie : utilisation d'Internet.

Internet propose différents services qui peuvent nous intéresser ici : accès à l'information, messageries électroniques, forums ou groupes de discussion, programmes à installer, achats en ligne.

Pour visiter un site Internet, il faut un outil : c'est le logiciel de navigation (ou navigateur) tels qu'Internet explorer™ ou Netscape communicator™. Il suffit alors de taper l'adresse de la page web et de valider en appuyant sur la touche entrée de l'ordinateur.

Pour effectuer une recherche, il y a trois possibilités.

• Interroger un site : nous vous en signalons un certain nombre dans les différentes fiches (ex : www.drogues.gouv.fr). Notez que les adresses sont toujours écrites en lettres minuscules et qu'il faut placer exactement les points et autres signes.

• Utiliser un moteur de recherche qui travaillera sur la totalité du Web (ex. : www.altavista.com).

• Utiliser un annuaire (ex. : www.yahoo.fr).

Quand on utilise un moteur de recherche ou un annuaire, il faut entrer le mot-clé correspondant au sujet de la recherche que l'on mène dans le rectangle prévu à cet effet. Puis on clique sur recherche. Une liste de sites apparaît, il faut choisir celui que l'on veut consulter et vérifier la validité de l'information. L'infirmière est tenue de suivre l'évolution des techniques. Elle doit se familiariser au plus tôt avec l'utilisation d'Internet, ce qui lui servira dans ses révisions mais aussi dans sa vie professionnelle future [1].

Construction du dossier

Rassembler les documents

Pour travailler ce thème, il faut vous procurer les textes de l'Éducation nationale (voir fiche thématique n° 1).

Pour l'alcool et le tabac, on peut ajouter la loi n° 91-32 du 10 janvier 1991 relative à la lutte contre le tabagisme et l'alcoolisme (dite Loi Évin) publiée au JO du 12 janvier 1991 (p. 615) ; la circulaire ministérielle Éducation nationale n° 99-135 du 20 septembre 1999 relative à la campagne de lutte contre la consommation excessive de boissons alcoolisées (BO n° 33 du 23 septembre 1999) ; le décret n° 2006-1386 du 15 novembre 2006 (JO du 16 novembre 2006) qui fixe les conditions de l'interdiction de fumer dans les lieux affectés à un usage collectif ; les circulaires 2006-196 et 2006-198 du 5 décembre 2006 sur l'application du décret dans les établissements d'éducation et ceux d'enseignement supérieur.

Notons encore l'outil pédagogique réalisé par le ministère de l'Éducation nationale : *L'Alcool, un labyrinthe pour Fred et ses amis*, document à destination d'un public collégien ou lycéen. Pour les 9-12 ans, on pourra utiliser le jeu *Papillagou et les enfants de croque-lune*. Ce jeu peut être commandé à l'*association nationale de prévention en alcoologie et addictologie 21* (ANPAA21) de Dijon (tél. 03 80 73 16 46). Il aborde divers sujets en relation avec les dépendances.

---

1. *L'Infirmière Magazine* n° 159.
Rulmann dominique, *Internet. Mode d'emploi pour l'enseignement*, SCÉRÉN/CRDP de Bretagne, 1997, 191 pages.

En ce qui concerne les toxicomanies, l'Éducation nationale diffuse une cassette intitulée *La Lettre de Jean* qui expose de façon intéressante la nécessité d'agir contre les toxicomanies pour les adultes de la communauté éducative. Le guide d'accompagnement de la cassette vidéo vous procurera aussi beaucoup d'informations. Cette cassette peut être visionnée après accord du chef d'établissement du second degré en contactant le responsable du *centre de documentation et d'informations* (CDI) de l'établissement ou l'infirmière. Vous pouvez aussi vous rendre dans un CDDP ou un CRDP.

Vous pourrez également trouver des éléments utiles dans le cédérom *Éducation - Santé* de la MGEN et de l'ADOSEN (voir la partie « Risques chez l'adolescent : multidépendances » [1].

Procurez-vous (gratuitement) le livret : *Drogues et Dépendances* des éditions INPES écrit en partenariat par l'INPES, la MILDT et le ministère de la Santé. Il est complet, facile à utiliser et aborde l'ensemble des produits.

Vous pouvez vous adresser également à l'un des neuf centres spécialisés du réseau *Toxibase* (tél. 04 78 72 45 45).

Dans un IFSI, cherchez le n° 22 de mars 1998 de la revue *Actualité et Dossier en santé publique* publiée par le Haut Comité de la santé publique. Lisez le dossier intitulé « Usages de drogues et toxicomanies ». On peut aussi la trouver en contactant le HCSP - 8, avenue de Ségur, 75350 Paris cedex 07 (www.hcsp.ensp.fr).

Il existe un grand nombre d'ouvrages sur les toxicomanies, tous très intéressants. Pour une plus grande efficacité dans ce travail de préparation au concours, commencez par lire ceux qui proviennent des partenaires de l'Éducation nationale cités ci-dessus ainsi que les guides « Repères » trouvables dans le réseau des CRDP et des CDDP.

On pourra consulter également :

– *Cannabis, les risques expliqués aux parents*, MILDT/INPES, 2005.

– BASTRENTA G., *Face au haschich en collège et au lycée*, « Vie scolaire », SCÉRÉN/CRDP de l'académie de Grenoble, 2005.

Trouver les bonnes adresses

Les sites Internet cités dans la fiche thématique contiennent beaucoup de renseignements qui vous seront utiles. Vous pouvez aussi consulter www.education.gouv.fr/alcool.

Vous pouvez encore demander à la *Mission interministérielle de lutte contre la drogue et les toxicomanies* (MILDT) - 10, place des Cinq-martyrs du lycée Buffon, 75015 Paris, de vous envoyer à titre gracieux ses dernières publications sur le sujet (fax : 01 40 56 63 13).

Si vous habitez Paris, nous vous conseillons Espace Prévention 3000 - 149, rue Raymond Losserand, 75014 Paris (tél. : 01 45 42 75 00), lieu de ressources documentaires, de colloques, de formations et de rencontres avec des professionnels.

Vous pouvez également vous rendre aux CODES ou ADES, antennes départementales de l'*Institut national de prévention et d'éducation pour la santé* (INPES), qui, toutes, ont de la documentation sur ce sujet, consultable sur place, ou qui vous fourniront des dépliants ou des guides destinés aux jeunes.

Si vous utilisez des ouvrages dans les centres de documentation (IFSI, CDDP, CRDP, médiathèque municipale, etc.), prêtez attention aux dates de parution. L'approche par rapport aux conduites addictives a beaucoup évolué, le vocabulaire aussi, les différents types de consommation également. Il faut privilégier absolument les ouvrages très récents (trois dernières années).

Prendre des contacts

Concernant le thème de la toxicomanie, plutôt qu'un stage au sens propre du terme, nous vous conseillons de rencontrer ou de contacter les partenaires extérieurs qui luttent eux aussi contre les conduites addictives. Ceux qui couvrent l'ensemble de ces sujets sont le CODES ou l'ADES de votre département.

À propos du tabac
Centre national contre le tabac (CNCT) - 31, avenue Michel Bizot, 75012 Paris (www.cnct.org).
Ligue contre le cancer (antenne départementale) - 14, rue Corvisart, 75013 Paris,
(www.ligue-cancer.net).

À propos de l'alcool
Association nationale de prévention de l'alcoolisme (ANPA) - 20, rue Saint-Fiacre, 75002 Paris, (www.anpa.asso.fr).
L'Institut de recherches scientifiques sur les boissons (IREB) - 19, avenue Trudaine, 75009 Paris, tél. 01 48 74 82 19.

1. Adresse du site de l'ADOSEN : www.adosen-sante.com

Les Associations d'anciens buveurs comme « La croix d'or » ou « Les alcooliques anonymes », « Vie libre », etc.
L'antenne ou le service « Prévention » de la caisse d'assurance maladie.

À propos des drogues
Vous avez intérêt à contacter les structures de soins et de prévention qui existent près de chez vous. Téléphonez pour cela à « Drogue info service » (n° vert : 0 800 23 13 13) pour les connaître ou consultez www.drogues.gouv.fr.

Actualisation du dossier

Comme pour les autres thèmes, il faut se tenir au courant car les choses évoluent très vite. Toutes les références citées sont très récentes. Apprenez à lire la presse et à déjouer certains pièges (dramatisation, sensationnel, traitement superficiel, manque d'objectivité). Fixez des limites de temps à la lecture des journaux. Il faut détecter dans la masse des données celles qui sont utilisables. Pratiquez une lecture méthodique et active. Parcourez le sommaire et dirigez-vous vers ce qui vous occupe. Lisez les titres principaux, vous aurez une idée du problème. Poursuivez la lecture selon l'intérêt que vous lui prêtez et le temps dont vous disposez. Enfin, interrogez-vous rapidement sur les causes et les conséquences de ce que vous avez lu. Vous pouvez aussi découper les articles qui vous intéressent et les coller dans votre cahier. Ils pourront servir d'exemple aux différentes fiches et exercices que vous réaliserez.

Votre expérience

Vos souvenirs, vos représentations

Attention ! En aucun cas, dans votre cadre professionnel, on ne vous demandera de « parler de votre propre expérience dans ce domaine » ni pour le thème de la toxicomanie, ni pour celui de la sexualité. Accueillir, écouter, informer, former des personnes en éducation à la santé, toutes ces tâches ne requièrent jamais que l'on évoque son vécu personnel (ce qui n'empêche pas d'être « vrai » devant les adolescents). L'Éducation nationale vous demande de respecter et promouvoir les valeurs qu'elle souhaite privilégier dans la société, et ce quel que soit votre sentiment sur le sujet.

Enrichissez vos connaissances

Le langage et l'attitude à adopter sont ceux que l'on vous indique dans tous les textes de l'Éducation nationale, particulièrement la collection des guides « Repères » (*Prévention des conduites à risques*, 2001 - *Lutte contre la drogue et prévention des dépendances*, 2002 - *Prévention des conduites addictives*, 2006). Il faut avoir en mémoire également le décret de juillet 2004 relatif aux règles professionnelles des infirmières. Avant de lire ces documents, peut-être vous faudra-t-il réfléchir personnellement sur les sujets suivants et noter vos idées dans votre cahier complémentaire de travail.

Si un élève abuse de l'alcool dans votre établissement ou fume du « H » quelle sera votre attitude sur le plan infirmier tout d'abord, et ensuite en tant que membre de la communauté éducative, fonctionnaire qui ne doit « couvrir ni les crimes, ni les délits » ?

- Le rappel à la loi est-il nécessaire à l'adolescent ? Pourquoi ?
- Que savez-vous de la psychologie de l'adolescent par rapport à la prise de risques ?
- De quel ordre peut-être ce rapport à la loi selon l'une ou l'autre des consommations citées précédemment ?
- Quels partenariats pourrez-vous mettre en place dans l'établissement et au dehors ?
- Quels partenariats pourront être mis en place par le chef d'établissement ?
- Quels types de prévention pourriez-vous envisager de réaliser en collège et/ou en lycée sur ce thème ?
- Différenciez-vous votre projet selon que vous vous adressez à des jeunes qui en sont à l'usage ? l'usage nocif ? la dépendance ? Justifiez votre réponse.
- Dans quel cadre législatif faites-vous cette prévention ? Justifiez vos réponses avec les extraits les plus significatifs des textes utiles (décret de compétence, circulaires du 12 janvier 2001 sur la santé à l'Éducation nationale, CESC, projet d'établissement, etc.).

Ce questionnement posé, travaillez les guides « Repères », lisez les ouvrages conseillés, et faites vos « fiches-mémoire ».

Réinvestissement

Dans un sujet portant sur les conduites addictives, il faudra s'attacher davantage à une attitude globale de prise en charge de la personne et de la prévention qu'au produit lui-même (sauf si la question porte sur les effets de tel ou tel produit sur l'organisme).

Le travail en équipe et en partenariat est primordial. Vos réponses doivent absolument en tenir compte et développer cet aspect.

N'oubliez pas de faire le lien avec les textes de référence, ceux concernant le CESC, et les BO spéciaux sur la prévention des conduites à risques.

Sujets de concours

Écrit.

Sujet 1

Dans le lycée où vous êtes infirmière scolaire, trois élèves viennent d'être surpris par le conseiller principal d'éducation dans la cour de récréation, fumant, à tour de rôle, une cigarette de confection artisanale. L'un des élèves est majeur. La cigarette a été confisquée et le proviseur dit, compte tenu du refus des trois élèves de parler, qu'il la fera probablement analyser par un laboratoire spécialisé. Peu après, les trois élèves se présentent à votre bureau et se confient à vous. L'élève majeur avoue qu'il était en possession de cannabis, qu'il a confectionné la cigarette qu'il a partagée avec ses autres camarades. Que faites-vous vis-à-vis de ces trois élèves ? de l'administration du lycée ? de la communauté scolaire ?

Sujet 2

Vous êtes appelée à l'internat un mercredi soir pour un jeune élève de première qui présente des signes d'ébriété avancée ; conduite à tenir face à cette situation ?

Sujet 3

En tant qu'infirmière scolaire vous avez à accompagner la mise en place de l'interdiction de fumer dans le lycée où vous êtes en poste, tant pour les élèves que pour les adultes.

1 – Quelles démarches proposez-vous au CESC de l'établissement ?

2 – Quels partenaires contactez-vous en fonction de vos objectifs ?

Fiche 7 – Construire un dossier

La violence et la maltraitance

Objectifs

Par rapport à la violence, toute candidate doit être capable de citer les droits de l'enfant et les lois qui s'y rapportent, les droits et les devoirs des élèves en référence aux textes de l'Éducation nationale qui les expriment ; de connaître le contenu type d'un règlement intérieur d'établissement scolaire ; de citer les différentes formes de violence rencontrées dans les établissements scolaires (violence agie ou subie) ; de réfléchir aux processus d'installation de cette violence et de citer les différents outils de remédiation dont dispose l'établissement scolaire ; de définir le rôle de l'infirmière (accueil d'un élève victime ou auteur de fait de violence) ; de citer les partenariats ou les structures utiles pour travailler sur ce thème, de savoir faire référence à la politique de la ville et d'expliquer ce qu'est le *développement social urbain* (DSU). La candidate devra pouvoir également expliquer ce qu'est un *contrat urbain de cohésion sociale* (CUCS), un *contrat éducatif local* (CEL), le *conseil local de sécurité et de prévention de la délinquance* (CLSPD), le *contrat local de sécurité* (CLS). Elle devra savoir définir ce qu'est une classe, un atelier ou un lycée-relais. Elle devra enfin être capable de citer la méthodologie et de mettre en place le contenu d'une action de prévention de la violence dans un établissement.

S'agissant de la maltraitance, elle doit être capable de définir ce qu'est *la maltraitance à enfant* ; ce qu'est *un enfant en risque* et *un enfant en danger* ; de citer les différents types de maltraitance, de savoir situer l'ampleur du phénomène, de connaître les symptômes pouvant évoquer une maltraitance. Elle doit savoir définir la conduite à tenir par l'infirmière lors de l'accueil de l'enfant victime ou auteur en cas de maltraitance entre pairs, le rôle du médecin, de l'assistante sociale et des différents partenaires. Elle doit être capable de dire ce que sont un signalement et un protocole de prise en charge. Il est de son rôle de mettre en place une action de prévention sur ce sujet, de savoir citer les partenariats utiles pour travailler sur ce thème, de savoir travailler en équipe et de connaître le 119 (n° anonyme et gratuit) du service d'accueil téléphonique pour l'enfance maltraitée, et le site www.allo.119.gouv.fr

Construction du dossier

Rassembler les documents

Aux textes cités en référence dans la fiche thématique, on peut ajouter celui de la Convention internationale des droits de l'enfant, ainsi que divers articles du Code pénal et les textes concernant le secret professionnel. Sans oublier de relire les décrets de compétence et des règles professionnelles ainsi que la circulaire des missions et fonctions de janvier 2001.

Trouver les bonnes adresses

Pour la violence

• Les quatre documents mis en ligne sur le site www.education.gouv.fr sont très intéressants. Pensez aux textes sur les CESC (voir fiche thématique 3). On peut aussi consulter la rubrique « stop violence » sur le site eduscol. Vous pouvez y accéder directement en tapant ce mot-clé sur votre moteur de recherche.

• Les circulaires de préparation de la rentrée scolaire peuvent apporter des compléments, par exemple celle de 2005 (circulaire n° 2005-067 du 15 avril 2005 au chapitre « Prévenir la violence et diminuer l'absentéisme »).

• Vous pouvez aussi aller sur Internet et taper les mots-clés « prévenir la violence » ; vous pouvez consulter les sites des inspections académiques (ex. : celui de l'IA 94) ou le site : www.etab.ac-caen.fr/discip/eduquer-prevenir.

• D'autres mots-clés peuvent vous apporter des informations différentes : violence scolaire, racket, bizutage, incivilités scolaires, maltraitance à enfants, bientraitance des enfants, jeux dangereux, suicide.

• Vous pouvez aussi vous rendre dans les médiathèques et demander au personnel de vous indiquer les ouvrages dont ils disposent sur ces thèmes, qu'ils s'adressent aux jeunes ou aux adultes. Le « comité départemental d'éducation pour la santé » peut aussi vous donner accès à ces dossiers thématiques.

• Pour la maltraitance, vou pouvez consulter le site www.iufm74.edres74.ac-grenoble.fr qui met en ligne un dossier très complet. Vous pouvez aussi vous adresser au conseil général de votre département pour consulter le schéma départemental de protection de l'enfance (voire au service d'action sociale à l'enfance).

• Vous pouvez aussi vous renseigner sur Internet : www.justice.gouv.fr et consulter les guides de la justice.

• Pensez également à la protection des enfants qui utilisent Internet (Cybercriminalité) ; vous pouvez notamment consulter le site de la délégation aux usages de l'Internet consacré à la protection des mineurs : www.mineurs.fr

Prendre des contacts

La lutte contre la violence et la prévention de la maltraitance sont des axes forts de la plupart des politiques académiques mises en place par la *mission de promotion de la santé et le service social en faveur des élèves*. Pour savoir ce qui se fait près de chez vous ou dans le département, adressez-vous à une infirmière en poste ou demandez à l'infirmière conseillère technique de l'inspecteur d'académie de vous donner les coordonnées administratives d'une infirmière bien informée.

Vous aurez profit à rencontrer les partenaires extérieurs, par exemple la représentante départementale du ministère des Droits des femmes (adressez-vous à la préfecture). Rencontrez aussi des personnels du service d'aide sociale à l'enfance et de la PMI (Protection maternelle et infantile) et, dans la mesure où leurs valeurs sont compatibles avec celles de l'Éducation nationale, des associations de défense d'enfants victimes ; gardez un esprit critique et prenez du recul.

On peut contacter des éducateurs de rue, l'antenne de la protection judiciaire de la jeunesse, le personnel de la maison de la justice et du droit...

Actualisation du dossier

Les médias évoquent régulièrement les faits divers. À cette occasion, certains étoffent un peu plus leurs articles et peuvent vous apporter des informations intéressantes (chiffres, etc.). À cet égard, consultez le *Journal officiel* et lisez régulièrement les articles relatifs à l'Éducation nationale.

Votre expérience

Voici quelques questions pour vous aider à réfléchir. N'oubliez pas de remplir le cahier complémentaire et d'étoffer vos réponses en revenant sur ces thèmes au gré de vos apports de connaissances.

La violence

• Quelles actions de prévention pourrait-on mettre en place dans un établissement (collège et lycée) selon les différentes manifestations de violence (incivilités, vols, racket, bagarres, bizutage, etc.) ?

• Quelle prévention globale pourriez-vous envisager ?

• Quels sont les facteurs qui peuvent améliorer le « bien-être » ou la qualité de vie des élèves dans un établissement scolaire ?

• Pensez-vous qu'améliorer le « bien-être » puisse contribuer à lutter contre la violence ? Explicitez votre réponse.

• Quelle doit être l'attitude des adultes de la communauté scolaire lorsqu'ils sont témoins de faits de violence ? Ou encore lorsqu'un enfant se confie à eux ? (Précisez par rapport à la victime et par rapport à l'auteur des faits.)

• Le rappel à la loi est-il utile ? Pourquoi ?

• Que savez-vous de l'influence possible du groupe de pairs sur un adolescent ? Reliez cela aux notions de psychologie que vous connaissez.

Exercice

À la fin de la récréation du matin, Patrice, élève de sixième, arrive en pleurs à l'infirmerie. Il parvient à expliquer qu'un grand lui a pris son pain au chocolat en le menaçant. Que faites-vous, à court et à plus long terme ?

Voici quelques éléments de réponse :

– accueil de l'enfant (référence aux textes) ;

– réconfort et entretien pour mieux le connaître ;

– lui donner des pistes pour se défendre la prochaine fois, lui apprendre à se sentir plus fort ;

– rencontrer le CPE pour envisager une plus grande surveillance de la cour ;

– travailler avec les délégués sur la définition de la violence et de la prévention.

La maltraitance

• Quels sont les droits de l'enfant ? Citez les textes.

• Que savez-vous du dispositif de protection de l'enfance en France ?

• En tant qu'infirmière de l'Éducation nationale, avec quels partenaires devrez-vous travailler sur ce sujet ?

• Le nombre d'enfants signalés en danger augmente. Comment peut-on expliquer ce phénomène ?

• Pouvez-vous opposer le secret professionnel en cas de sévices à enfant ? en cas d'abus sexuel ? Justifiez votre réponse par des références aux textes. Ce sujet est important, il devra être abordé lors de vos rencontres avec des infirmières mais aussi (pourquoi pas ?) avec des juristes et des magistrats si vous en connaissez.

Exercice 1

Une institutrice de CE2 vous demande d'intervenir dans sa classe pour la prévention de la maltraitance. Que diriez-vous aux enfants ? Quels conseils donneriez-vous ?

Exercice 2

En hiver, un instituteur vous appelle. Pierre, un de ses élèves, est venu à l'école en polo et sandalettes. Ce n'est pas la première fois. Que pouvez vous faire ? avec qui ?

Réinvestissement

Il faudra bien savoir replacer le rôle infirmier dans chacun des deux thèmes. N'oubliez pas votre rôle d'adulte éducateur par rapport à la violence. Faites des liens avec le CESC, les partenaires extérieurs, l'équipe éducative. Pour la maltraitance, il faut absolument connaître le circuit des signalements (administratif et judiciaire) ainsi que des notions de droit. Faites un lien avec le thème 4 (comment réaliser un projet d'éducation à la santé). N'oubliez pas que votre recherche de contacts et de rencontres de partenaires est aussi une préparation à l'oral. Les exercices et les questionnaires vous permettent de vous familiariser avec le vocabulaire et les méthodologies. Ceci devrait vous aider le jour du concours.

Sujets de concours

Écrit.

Sujet 1

Vous êtes infirmière de santé scolaire. Au cours d'un contrôle systématique en CE2, vous constatez que Stéphanie (8 ans) qui est depuis douze mois dans cette école présente des ecchymoses et des hématomes multiples localisés au tronc et aux jambes. Qu'est-ce que cela évoque pour vous ? Quels autres signes recherchez-vous ? Quelle doit être votre démarche ?

Sujet 2

Infirmière dans un collège, comment vous inscrivez-vous dans l'équipe chargée de réfléchir sur les problèmes de violence ? Quelles propositions pourriez-vous faire ?

Sujet 3

En cas de maltraitance d'un élève, citez les personnes ressources internes ou externes à l'établissement avec lesquelles vous devrez travailler en partenariat.

Sujet 4

Lors d'un bilan infirmier en collège, vous découvrez chez une élève un hématome important à la face externe du bras gauche. Celle-ci vous indique qu'elle s'est heurtée à une porte. À la récréation, deux de ses camarades vous confient que sa mère la frapperait régulièrement.
Décrivez votre action à court, moyen et long terme.

Sujet 5

Dans le cadre du CESC, votre chef d'établissement vous demande de préparer une intervention sur les différents problèmes concernant la violence rencontrée par les élèves et les adultes dans votre collège. Sur quels éléments de diagnostic allez-vous pouvoir vous appuyer ? Qui a de l'information à ce sujet dans l'établissement ?
Si une action de prévention de la violence, dans le cadre du CESC, devait être mise en place, quelles propositions pourriez-vous faire ? Quelles pistes de partenariat pourriez-vous proposer ?

Annexes

Annexe I
Conseils généraux pour les épreuves du concours

Épreuve écrite

Il s'agit, nous le rappelons, d'un devoir portant sur le programme du diplôme d'État. La candidate dispose de trois heures pour composer.

Commençons par la forme. La première qualité d'un devoir est sa présentation, elle assure une commodité de lecture. Il faut respecter les limites de longueur, ni trop court, ni trop long. Le devoir doit être net, d'une écriture lisible et sans faute d'orthographe. Une copie claire, aérée, est un premier argument de notation. La propreté est importante (à éviter ratures, taches, utilisation abusive d'un effaceur). Le devoir ne doit pas rebuter le correcteur. Il faut proscrire les abréviations (même connues), les points de suspension, les « etc. » (le jury n'a pas à terminer le devoir). Il convient d'aménager des paragraphes en allant à la ligne et en commençant en retrait sans utiliser de titre ni de numérotation pour ceux-ci (ce n'est pas un relevé de cours). Il est indispensable de minuter son temps, d'en faire un découpage et de respecter celui-ci, notamment pour garder un moment de relecture.

Le devoir doit se composer d'une introduction, d'un développement et d'une conclusion (sauf pour répondre à des questions théoriques très précises nécessitant des réponses courtes). Il est indispensable de commencer par lire le sujet plusieurs fois. La première pour en prendre connaissance, la seconde, pour l'étudier, le décomposer, entourer les mots essentiels et délimiter les questions posées. Tout cela permet d'éviter le hors sujet. Il faut ensuite déterminer le plan et l'inscrire au brouillon (n'utiliser que le recto de celui-ci et le numéroter pour ne pas mélanger les feuillets), puis regrouper les différentes idées jetées sur le papier (on peut utiliser des surligneurs de différentes couleurs), rechercher les idées directrices, classer les connaissances en gardant un ordre logique. Le plan détaillé ne doit pas être trop long, il n'est pas utile de composer un brouillon complet à recopier (le temps manquerait alors). Mais rédiger en direct nécessite une préparation par des exercices réguliers, ceci faisant partie de la préparation au concours. L'entraînement par la reproduction d'exercices d'écriture, en consultant des annales et en rédigeant des questions relatives aux révisions effectuées ou à l'actualité, permet de se sentir plus à l'aise devant une copie et de résister au « trac » de l'examen.

L'introduction présente le sujet et montre la compréhension de celui-ci par la candidate. Elle peut reprendre l'énoncé sous une autre forme (ne pas le recopier textuellement). C'est le premier contact avec le jury et celui-ci doit pouvoir appréhender le devoir tel que la candidate a choisi de le traiter. Elle doit à la fois présenter le sujet et annoncer les grandes lignes directrices. Si l'introduction doit être, comme l'ensemble du devoir, claire et logique, elle doit avant tout être plus brève. Le développement est la mise en forme du plan. Il faut équilibrer le devoir, ne pas être trop bref par manque d'idées, ni trop long par délayage.

La conclusion synthétise la réponse à la question posée et élargit la réflexion en ouvrant sur l'avenir et en insistant sur le rôle infirmier. Elle doit être soigneusement élaborée puisqu'elle est le dernier contact avec le jury. Il est ensuite indispensable de relire l'ensemble du devoir. Ceci permettra de vérifier la ponctuation, l'accentuation des mots et l'orthographe. Il faut savoir s'impliquer, oublier le monde hospitalier, et entrer dans le cas concret en prenant la place de l'infirmière citée dans le sujet. Il ne faut pas oublier le cadre de références (textes), privilégier l'accueil, suivre une démarche de soins et surtout agir en complémentarité avec les différents acteurs du système scolaire et, en particulier, le médecin et l'assistante sociale. Cette dernière remarque est valable pour l'écrit comme pour l'oral.

Épreuve orale

Elle consiste en un entretien de trente minutes environ face au jury. La candidate présente, pour la moitié du temps imparti, son parcours professionnel et ses motivations pour ce concours. L'autre moitié du temps imparti se déroule sous forme de discussion avec les membres du jury.

L'objectif de cette épreuve est de départager les candidates. L'évaluation porte à la fois sur les connaissances mais aussi sur la capacité de réflexion et sur l'adaptation à un futur poste dans l'Éducation nationale. Les critères de jugement sont donc :

- les connaissances théoriques du milieu scolaire ;
- les connaissances de l'enfant et de l'adolescent ;
- l'adaptation des savoirs au monde de l'éducation.

La candidate doit être claire et bien maîtriser son curriculum vitæ. Elle doit l'évoquer chronologiquement sans trop de détails, quitte à approfondir à la demande telle ou telle expérience. Pour cette épreuve, il faut être attentive à la gestion du temps. Il est nécessaire de regarder le jury dans les yeux, d'éviter les grimaces et les mimiques, et d'adopter une attitude naturelle. Il faut contrôler le langage (prononciation des mots), le rythme des phrases (débit ni trop lent ni trop rapide), la voix (distincte et avec une bonne articulation), le ton (éviter la monotonie). Après discussion et réponses à ses questions, le jury met fin à l'entretien et la candidate prend alors congé.

Annexe II
Deux exemples de sujets de concours

Premier sujet

Libellé du sujet

Vous êtes infirmière dans un collège et vous accueillez en stage une étudiante en soins infirmiers de première année. Elle vous demande de lui expliquer la responsabilité spécifique de l'infirmière dans cet établissement.

Barème : présentation (3 pts), énumération des fonctions de l'infirmière (4 pts), responsabilité de l'infirmière en collège (13 pts).

Proposition d'analyse et de rédaction

Le devoir devra tout d'abord être clairement structuré et présenter une introduction situant le sujet : réponse à une question posée par une étudiante stagiaire, donc en formation, et interrogation sur la responsabilité spécifique de l'infirmière en milieu scolaire, par conséquent connaissance précise des fonctions de celle-ci. Il devra par ailleurs inaugurer son développement par un paragraphe visant à dresser la liste des fonctions avant de s'intéresser de façon détaillée à ce qu'implique la notion de responsabilité, car la compréhension de celle-ci suppose la connaissance des premières.

La copie devra être rédigée sous la forme canonique d'une dissertation. Elle devra comporter une introduction rédigée de telle sorte que le lecteur puisse prendre connaissance, d'une part du sujet qui va être traité, d'autre part de la façon dont il le sera. En ce qui concerne le sujet présent, le lien entre fonctions et responsabilité devra être exprimé afin que le lecteur puisse comprendre l'importance qu'il y a à connaître d'abord les premières pour appréhender correctement la seconde. La copie ne devra pas constituer un catalogue juxtaposant mais ne liant pas ce qui doit l'être. C'est pourquoi, dans le cas présent, la candidate se devra de renvoyer aux textes juridiques et administratifs qui définissent fonctions et responsabilité, et de faire référence au décret des compétences et des règles professionnelles ainsi qu'à la circulaire des missions et fonctionnement du service de promotion de la santé en faveur des élèves d'une part (fonctions), au Code civil et au Code pénal d'autre part (responsabilité).

La candidate devra veiller à ce que ses réponses soient complètes en n'omettant aucune des neuf fonctions de l'infirmière scolaire et en détaillant précisément les rôles que ces fonctions impliquent (rôle propre, rôle prescrit, rôle en collaboration) ce qui lui permettra de préciser en quoi la responsabilité de l'infirmière est engagée lorsqu'elle les assume. Un devoir rigoureux, parce qu'il s'appuiera précisément sur des textes, pourra distinguer les situations de responsabilité totale (rôle propre : situation d'urgence, administration de soins ; rôle prescrit : administration de médicaments prescrits par un médecin ; rôle en collaboration : signalement au médecin scolaire, à l'assistante sociale... secret professionnel).

Seront également analysés les cas où l'infirmière n'est pas seule responsable (rôle propre : accueil ; rôle prescrit : action éducative, action d'animation).

Mais une dissertation ne doit pas viser uniquement à apporter des informations. Elle n'est pas une simple réponse à une question de cours. Elle gagne à être personnalisée et, surtout, à être conforme au ton du sujet proposé. Ainsi, dans le cas présent, ce dernier vise à créer un effet de « mise en situation », l'usage du pronom personnel « vous » interpellant directement chacune des candidates, en la plaçant imaginairement dans une situation concrète : elle est infirmière, elle travaille en collège, elle accueille une stagiaire ; elle est appelée à répondre à une question précise que lui pose celle-ci. La candidate pourra donc se permettre d'écrire à la première personne et d'intégrer la dimension du vécu. Un tel point de vue l'amènera ainsi à tisser des liens entre théorie et pratique. Il lui permettra notamment de montrer que les événements de la vie quotidienne sont autant d'occasions à saisir pour répondre à un questionnement. Ainsi, elle pourra écrire : « Un mardi matin, aux alentours de 10 heures, un surveillant m'amène un élève blessé au visage au cours d'un conflit avec l'un de ses camarades. J'invite la stagiaire à être présente lors de la prise en charge que j'effectue afin qu'elle puisse observer de quelle façon j'interviens (*accueil*), quelles décisions je prends et quelles actions j'engage (*soins, avertissement des supérieurs hiérarchiques, de la famille, du médecin, etc.*). Puis, je décris plus précisément à son intention les fonctions que j'ai assumées dans ce cas précis (*accueil, organisation des urgences, participation aux soins, liaison dans l'institution et hors de l'institution*) et je lui explique en quoi ma responsabilité est engagée, la renvoyant aux textes (*Code civil, Code pénal*) qui définissent celle-ci. J'en profite pour replacer ce cas particulier dans le cadre plus vaste auquel il peut être rattaché (*l'intervention d'urgence relève du rôle propre tout comme les soins techniques et relationnels, les actions de prévention, etc.*). »

La dissertation pourrait donc intégrer plusieurs exemples de ce type permettant d'énumérer la totalité des fonctions de l'infirmière en milieu scolaire et d'expliquer, pour chacune, en quoi la responsabilité de celle-ci est engagée.

Pour terminer, notons le fait qu'un sujet peut être traité de différentes manières. Nous en proposons une. Il en existe sans doute d'autres. Mais quelle que soit la manière choisie, il est absolument nécessaire de garder à l'esprit qu'une copie d'examen doit montrer la capacité de la candidate à mobiliser et mettre en rapport des connaissances précises adaptées au cas proposé.

Second sujet

Libellé du sujet

Vous êtes infirmière de secteur. Lors de votre passage dans un collège, un enseignant vous signale un enfant. Pierre, en sixième, s'est progressivement refermé sur lui-même et la baisse de ses résultats scolaires ne correspond pas à ses possibilités ; de plus, il refuse le dialogue. Le principal, consulté à son propos, vous confie que son père est en longue maladie et que la maman tient à la confidentialité de cette information. Que pouvez-vous faire dans ce cas (cadre de références) ? Décrivez la relation d'aide que vous pouvez mettre en place, en parallèle à la démarche de soins.

Barème : présentation et orthographe (3 pts), cadre de références (3 pts), méthodologie de la démarche de soins (6 pts), la relation d'aide (8 pts).

Proposition d'analyse et de rédaction

Nous donnons ici un exemple de la manière dont ce sujet pourrait être traité.

« Travaillant au titre d'infirmière de secteur, je rencontre un professeur qui m'informe des difficultés de Pierre, l'un de ses élèves de sixième. Celui-ci tend à se refermer sur lui-même et à ne plus participer aux activités de la classe. Ses résultats scolaires sont en baisse et ne correspondent pas à ses possibilités intellectuelles. J'apprends par ailleurs que son père est atteint d'une maladie chronique et que sa mère tient à ce que cela ne se sache pas. Il apparaît donc nécessaire de prendre contact avec cet élève afin de lui proposer une aide dans le cadre de références propre à mon statut.

En effet, c'est le décret 2004-802 du 29 juillet 2004 qui définit les fonctions de l'infirmière, que celle-ci soit affectée à un établissement ou qu'elle travaille dans différents collèges ou lycées appartenant à un secteur d'intervention déterminé. Le rôle propre implique que l'infirmière apporte une aide thérapeutique et un soutien psychologique si besoin est. La circulaire 2001-014 de janvier 2001 relative aux missions de l'infirmière dans l'Éducation nationale stipule en effet qu'elle doit accueillir tout élève, pour quelque motif que ce soit, y compris psychologique ou relationnel, dès lors que la santé de celui-ci s'en trouve affectée. Si nécessaire, elle devra l'orienter vers l'assistante sociale ou le médecin scolaire, voire les deux. Le cas échéant, elle pourra aussi conseiller à la famille de demander un accompagnement de Pierre par le CMP. C'est en agissant de concert avec les autres membres de la communauté éducative qu'elle peut assumer ce rôle d'où l'importance de ses relations avec les autres membres du personnel de l'établissement, les enseignants en particulier.

En ce qui concerne Pierre, je dois donc organiser une rencontre à l'infirmerie, cadre neutre et accueillant, afin de nouer le dialogue dans des conditions de calme et de confidentialité. Je saisis l'occasion d'une vérification des vaccinations ou d'une prévisite médicale pour le convoquer de telle sorte que ma convocation, transmise par le délégué de classe, ne présente pas un caractère extraordinaire ou trop solennel qui pourrait être remarqué autant par lui-même que par ses camarades.

Lors de la prise de contact, j'accueille Pierre du mieux que je peux, l'appelant par son prénom, l'installant confortablement et lui précisant très clairement, qu'en tant qu'infirmière, je suis tenue au secret professionnel et que je n'aurai le droit de transmettre le contenu de l'entretien à d'autres personnes qu'avec son accord. Dans le même temps, je suis attentive à son attitude et à ses comportements : est-il timide, ennuyé, voire méfiant ? est-il au contraire décontracté, confiant ? Tout cela m'aidera peut-être à mieux comprendre ses difficultés.

C'est uniquement après avoir effectué la prévisite médicale ou vérifié le carnet de vaccinations que je peux l'informer du fait que l'un de ses professeurs s'inquiète de son attitude générale et craint qu'il ne traverse une période difficile nécessitant peut-être l'aide d'une tierce personne : infirmière, assistante sociale, médecin, etc. L'interrogeant, j'explore d'abord le plan somatique : souffre-t-il d'insomnie ? a-t-il un appétit perturbé ? ressent-il des douleurs corporelles diffuses ou au contraire localisées ? Ensuite seulement, j'aborde sa vie scolaire : se sent-il bien en classe ? a-t-il des camarades de jeu ? a-t-il des difficultés d'apprentissage ? et en cas de problèmes, sait-il à quelle personne s'adresser qui pourrait l'aider à les résoudre ? Enfin, peuvent venir les questions concernant sa vie familiale : a-t-il des sœurs et des frères ? que sait-il à propos de la maladie de son père ? la réaction de sa mère face à celle-ci l'inquiète-t-il ? a-t-il quelqu'un qui en parle avec lui dans sa famille ?

Durant toute la discussion, je dois adapter mon discours aux réactions de l'élève. Patiente et rassurante, je peux même être amenée à le consoler s'il exprime chagrin ou forte anxiété, de telle sorte qu'il perçoive qu'il n'est pas seul et que je suis en empathie avec sa souffrance. À l'inverse, s'il se replie sur lui-même et ne souhaite pas parler, je devrai trouver les mots justes permettant de rétablir le dialogue.

Après coup, et non sans avoir fixé un nouveau rendez-vous avec Pierre, je fais l'analyse des éléments recueillis lors de la première visite et je les intègre au dossier médical. L'étude de l'ensemble me permet d'établir un diagnostic infirmier et d'envisager une demande d'aide auprès de l'équipe médico-sociale. En effet, les données rassemblées me permettent de constater que le mal-être de Pierre paraît directement lié à la maladie de son père et au fait qu'il ne puisse pas en parler avec sa mère, celle-ci, trop angoissée elle-même par cette épreuve, n'ayant pas la capacité d'aborder avec son fils les questions liées à la maladie et à la mort.

Lors du second contact, je propose à Pierre de rencontrer, d'une part l'assistante sociale, d'autre part le médecin scolaire, dans les deux cas avec l'accord de sa mère. En effet, cette démarche n'a pas uniquement pour but de soutenir Pierre, mais elle vise aussi à épauler la mère de ce dernier. D'ailleurs, ayant, en tant qu'infirmière scolaire, un rôle de conseil vis-à-vis des parents, je suggère à la mère de Pierre de prendre contact avec l'une ou l'autre des associations regroupant les personnes atteintes de la même maladie que son père, ces associations proposant souvent, en effet, de participer à des « groupes de paroles » dont l'objectif est d'aider les parents qui ont du mal à parler de la maladie avec leurs enfants. Enfin, j'informe l'enseignant m'ayant initialement contactée pour me faire part de son inquiétude quant à l'attitude de son élève des actions engagées, et je lui demande de me tenir régulièrement au courant des changements qu'il pourrait constater dans les comportements de Pierre. »

Cet exemple de traitement d'un sujet permet de comprendre que l'infirmière doit d'une part développer des connaissances théoriques concernant les subtilités de la communication et, d'autre part, établir des rapports fondés sur le respect, l'authenticité et une capacité d'empathie avec les élèves. C'est à cette double condition qu'elle pourra les aider, même dans les cas où les enfants n'auront pas la capacité d'exprimer clairement leur demande.

Annexe III

La limite de nos pouvoirs

Françoise Dolto

L'infirmière de l'Éducation nationale est une professionnelle de la santé dont une des missions est d'orienter l'élève vers le professionnel le plus adapté.

Elle doit donc avoir sans cesse à l'esprit les questions suivantes : quelles sont mes limites professionnelles ? suis-je la personne la plus indiquée pour aider cet élève ? avec qui travailler en équipe sur ce cas ? y a-t-il une personne plus indiquée pour poursuivre cette relation d'aide ou d'écoute psychologique ? Il est donc primordial pour aider les élèves au mieux que chacun(e) s'interroge « sur les limites de son pouvoir ». À ce sujet, nous vous invitons à lire le texte de Françoise Dolto qui suit.

« Le sujet dont je voudrais vous entretenir concerne les limites de nos interventions auprès des enfants et la nécessité d'accepter la limitation de nos pouvoirs bien qu'en réalité, ces limites, nous ne les connaissions pas. Nous en avons tous beaucoup, à commencer par nos limites inconscientes – je vous parle en psychanalyste – qui sont à l'origine de ce que consciemment nous ne tolérons pas chez les autres. Cependant, ce n'est pas cela qui est très difficile à apprécier dont je voudrais vous parler, mais des limites du rôle que nous jouons vis-à-vis de la population, adultes ou enfants, selon notre qualification, et selon que nous sommes ou non payés pour faire telle ou telle chose. C'est très important. Les enfants, aussi bien que les adultes, ont besoin de savoir à quelle place nous nous situons pour leur parler de telle manière, en fonction du métier que nous exerçons auprès d'eux. C'est essentiel, surtout actuellement, car on arrive de plus en plus à cette impasse où les professionnels ont tendance à mélanger tous les rôles. [...] Or, chacun de ces rôles exige une option vraie de la personne à son métier. Toucher à tout est absolument mauvais.

Ce qui est possible, et souhaitable, est au contraire que chacun, dans chaque corps de métier, ait approfondi le savoir concernant sa profession et en observe les règles dans son comportement et ses dires, en sachant où s'arrêtent ses pouvoirs et les devoirs de son métier, et qu'il puisse dire à ceux dont il s'occupe : « Monsieur et Madame Untel peuvent aussi s'occuper de toi pour telle autre nécessité. Je pense que tu en as besoin. » (Tu ou vous.) « Je pense que vous avez besoin de parler avec telle personne, dont le rôle est de s'occuper de ceci ou cela, qui fait difficulté pour vous. » Ceci implique un travail d'équipe. On en parle beaucoup, mais, malheureusement, dans beaucoup de ces équipes, l'un empiète sur le terrain de l'autre, ou critique son travail, voire sa personne et son caractère, dans un ridicule jeu de la vérité ; chacun revendique le droit à son narcissisme et défend sa façon personnelle de jouer son rôle auprès des enfants, dont tous ont la charge en commun. Et pourquoi ? Parce que si on faisait ce que cet autre a à faire, on ne le ferait pas comme lui. Mais heureusement ! Chacun doit agir différemment, en prenant ses responsabilités et sans être soumis au jugement de ceux qui exercent une autre fonction auprès de ces enfants. Au lieu de cela, on feint de croire ou on essaie de faire croire à un enfant et à ses parents que n'importe qui peut-être la personne capable de tous les rôles. Par exemple, si un enfant a des difficultés et que malheureusement il n'y a pas assez de psychothérapeutes, le médecin traitant [...], qui ne peut tout de même pas lâcher cet enfant dans la nature, pourra indiquer une orthophonie. Ce qui est regrettable n'est pas qu'on lui donne l'opportunité d'aller chez un orthophoniste qui l'aide à surmonter ce qu'il y a d'actuel dans ses difficultés, mais qu'on ne dise pas clairement à ses parents devant lui : « Il faudrait une psychothérapie mais nous n'avons « pas actuellement de psychothérapeute libre. »

Conférence de Françoise Dolto recueillie par Nazir Hamad et donnée le 15 juin 1984 à Charleville-Mézières devant un public de travailleurs sociaux.

In *Destins d'enfants : entretiens*, F. Dolto, N. Hamad (adoption, famille d'accueil, travail social), p. 9-10. Gallimard, 1995, 159 pages.

Annexe IV
Comment se repérer dans les textes de l'Éducation nationale ?

Comme vous l'avez vu, nous devons travailler en respectant de nombreuses consignes écrites dans différents documents officiels. Tous ces textes n'ont pas la même « force », la même portée. Nous avons donc estimé utile de vous donner quelques précisions dans un langage simple en espérant que les juristes nous pardonneront. L'objectif est de vous aider à replacer votre action d'infirmière dans les arcanes du système éducatif.

D'où viennent les textes ?

Nous sommes en démocratie, État de droit dans lequel tout individu (ou groupe) de la société a la double garantie que le pouvoir politique et l'administration respectent le droit en cours. De nombreuses règles de droit sont de nature diverse et émanent de différentes autorités. Pour fonctionner, il faut bien déterminer une règle de hiérarchie des textes, les classer en quelque sorte, pour savoir lequel surpasse les autres. Ils proviennent de deux domaines : législatif (qui promulgue les lois), administratif (qui met en place les règlements).

Hiérarchie des textes

Textes de source législative

Les lois constitutionnelles.

Les lois d'orientation (exemple : la loi d'orientation et de programme pour l'avenir de l'école n° 2005-380 du 23 avril 2005).

Les lois ordinaires (exemple : la loi n° 98-468 du 17 juin 1998 sur la prévention, la répression des infractions sexuelles et la protection des mineurs).

Les lois cadres définissant certains principes, en laissant le soin au gouvernement d'en préciser la portée exacte dans les décrets d'application.

Proposées par le gouvernement, les lois sont votées par le Parlement, promulguées par le Président de la République et publiées au Journal officiel.

Textes de source réglementaire

Les ordonnances concernent des mesures prises par le gouvernement en vertu d'une délégation donnée par l'Assemblée nationale pour une durée limitée et sur des sujets précisément définis.

Les décrets individuels (exemple : nomination des hauts fonctionnaires de l'Éducation nationale).

Les décrets d'application de dispositions législatives sont pris par le Président de la République en conseil des ministres et signés par les ministres concernés et le Premier ministre. Certains nécessitent la consultation du Conseil d'État. Il existe deux types de décrets d'application :

- le décret statutaire. Exemple : décret n° 2003-695 du 28 juillet 2003 modifiant le décret n° 94-1020 du 23 novembre 1994 fixant les dispositions statutaires communes applicables aux corps des infirmières des services médicaux des administrations de l'État ;

- le décret d'organisation de fonctionnement. Exemple : décret n° 2004-802 du 29 juillet 2004 relatif à l'exercice de la profession d'infirmière.

Les arrêtés – décisions administratives écrites prises par les ministres, les préfets ou d'autres fonctionnaires – sont interministériels ou ministériels. Ils concernent l'organisation de l'administration, l'organisation scolaire, les diplômes, les examens. Il peut s'agir aussi d'arrêtés individuels de nomination ; par exemple, l'arrêté du 13 mai 2004 fixant les règles d'organisation générale du concours de recrutement des infirmières du ministère chargé de l'Éducation nationale.

Les instructions sont des directives concernant, par exemple, l'aménagement des rythmes de vie de l'enfant, le bizutage (BO n° 33 du 10 septembre 1998), etc.

Les circulaires concernent l'organisation interne d'une administration, par exemple l'Éducation nationale. Elles sont prises en application d'un décret plus général. Elles sont adressées à différents destinataires pour leur transmettre des ordres ou des informations. Par exemple, la circulaire n° 2001-012 du 12 janvier 2001 fixe les orientations générales pour la politique de santé en faveur des élèves.

Les notes de service sont adressées par un supérieur hiérarchique à ses subordonnés en vue de leur préciser la conduite à tenir. Elles donnent des instructions et des ordres de service. Elles n'ont pas de portée générale. Elles aident à comprendre tel ou tel problème posé : par exemple, la note de service n° 2004-205 du 12 novembre 2004 relative à l'éducation à la citoyenneté et aux parcours civiques.

Ce qu'il importe de retenir, c'est que la loi prime les autres textes que vous rencontrerez à l'Éducation nationale et que, parmi les textes réglementaires, le décret surpasse l'arrêté qui est lui-même au-dessus de l'instruction et des circulaires. La note de service, elle, se trouve au bas de la hiérarchie des textes.

Comment lire un texte réglementaire ?

Prenons l'exemple de la circulaire n° 2001-014 du 12 janvier 2001 à propos des missions des infirmières de l'Éducation nationale. À la première lecture, on constate que le vocabulaire employé est celui de l'administration. Il s'agit d'un texte écrit en style administratif, c'est-à-dire clair, concis, précis et objectif. Les considérations personnelles n'ont pas leur place dans un document officiel. Le ton est neutre et mesuré. Les textes réglementaires peuvent paraître rébarbatifs. Pourtant c'est grâce à eux que l'on peut positionner nos actes infirmiers. Il faut donc en lire le plus possible pour se familiariser avec les tournures administratives en cours. Observons la forme du texte.

Le titre. Il définit toujours le plus précisément possible ce dont on parle (Missions des infirmières de l'Éducation nationale).

Les mentions chiffrées. *MEN* pour Ministère de l'Éducation nationale, année de parution du texte. Si la mention *RLR* apparaît, il s'agit du Recueil des lois et règlements qui rassemble l'ensemble des textes indispensables. On peut le trouver dans chaque établissement, mais aussi dans le réseau des CRDP (il existe également en cédérom). Ici, ce texte sera archivé dans le cinquième volume du *RLR*, chapitre 505-7, et dans le sixième chapitre 627-2. À côté du ministère de l'Éducation nationale apparaît le terme *DESCO B4*. La DESCO [1] est la division de l'enseignement scolaire ; c'est le bureau B4 qui a été le fédérateur de ce texte.

Nature du texte. Il s'agit ici d'une circulaire. On peut donc le classer dans la hiérarchie des textes.

Les signatures. Il s'agit ici de M. Jack Lang, alors ministre de l'Éducation nationale. On peut aussi trouver les administrations et les bureaux impliqués pour la mise en œuvre du texte. Sur certains apparaissent ce qu'on appelle des visas (vu le code de la santé publique, vu le décret n°...) ou des références. Visas et références respectent la hiérarchie des normes ; les textes sont cités par ordre d'importance décroissant dans cette hiérarchie.

Texte adressé à... Sur certains documents, l'administration indique clairement à qui s'adressent ces directives. Il s'agit ici des recteurs et des inspecteurs d'académie directeurs des services départementaux de l'Éducation nationale.

Plan du texte. On commence par un sommaire qui renseigne utilement sur le contenu. Il permet de rechercher rapidement un point précis. Une première partie définit le cadre général de la mission des infirmières. Puis le texte aborde par ordre décroissant les fonctions des infirmières, des niveaux académique, départemental et local. Pour finir, le cadre institutionnel et partenarial du travail est évoqué. Le texte ne comporte pas de conclusion ni de formule de politesse, ce n'est pas un courrier ordinaire. Lire un texte administratif ne nécessite, outre ces renseignements de base, que de l'entraînement. Se repérer grâce au plan permet de retrouver rapidement une information que l'on sait avoir lu quelque part et

1 Depuis 2007, la DESCO a été remplacée par la DGESCO, Direction générale de l'enseignement scolaire.

dont on a de nouveau besoin pour argumenter avec des partenaires ou un supérieur hiérarchique. Nous vous conseillons de lire et relire les principaux textes que nous vous avons signalés à l'intérieur de ce guide à la lumière de ces quelques remarques essentielles.

Où trouver les textes ?

Le Journal officiel (JO). C'est la publication quotidienne des textes écrits en France. Elle comprend plusieurs éditions :
- l'édition des lois et décrets (on y trouve ces textes) ;
- les éditions des débats, des documents de l'Assemblée nationale et du Sénat (certaines questions posées au gouvernement peuvent nous concerner) ;
- l'édition du conseil économique ;
- l'édition des documents administratifs ;
- l'édition des déclarations d'associations.

Le Bulletin officiel de L'Éducation nationale (BOÉN). C'est la publication hebdomadaire des textes (lois, décrets, arrêtés, circulaires, notes de service) concernant les différentes activités du ministère de l'Éducation nationale. C'est une mine d'informations pour nous, de même que pour tous ceux qui préparent un concours. Nous vous conseillons de prendre l'habitude de le consulter très régulièrement. Ceci vous permettra de faire évoluer vos dossiers documentaires et de les mettre à jour. Tous les établissements scolaires sont abonnés. On le trouve aussi dans le réseau des CRDP et sur Internet (www.education.gouv.fr/BOEN). Dans le BO, les textes sont classés par ordre chronologique de publication.

Le Recueil des lois et règlements (RLR). Il fait référence aux textes législatifs et réglementaires qu'il collectionne par thème. Il se trouve dans chaque établissement ou au CRDP de chaque académie. C'est en quelque sorte le BO, classé par sujets et non plus par ordre chronologique. Seuls les textes en vigueur sont conservés, les textes abrogés étant remplacés par les nouveaux. Un index permet de savoir dans quel livre chercher. Le RLR se compose de dix volumes pour l'instant. Il existe aussi sur cédérom.

Le Code de l'éducation (BOÉN n° 7 du 13 juillet 2000). La codification du droit de l'éducation a pour objectif de regrouper en un seul document, ordonné selon un plan cohérent et se substituant à une centaine de lois éparses, l'ensemble des dispositions relatives au système éducatif français, portant sur les principes généraux et l'administration de l'éducation, les enseignements scolaires, les enseignements supérieurs et les personnels.

Annexe V
Organigramme de l'académie de Lyon

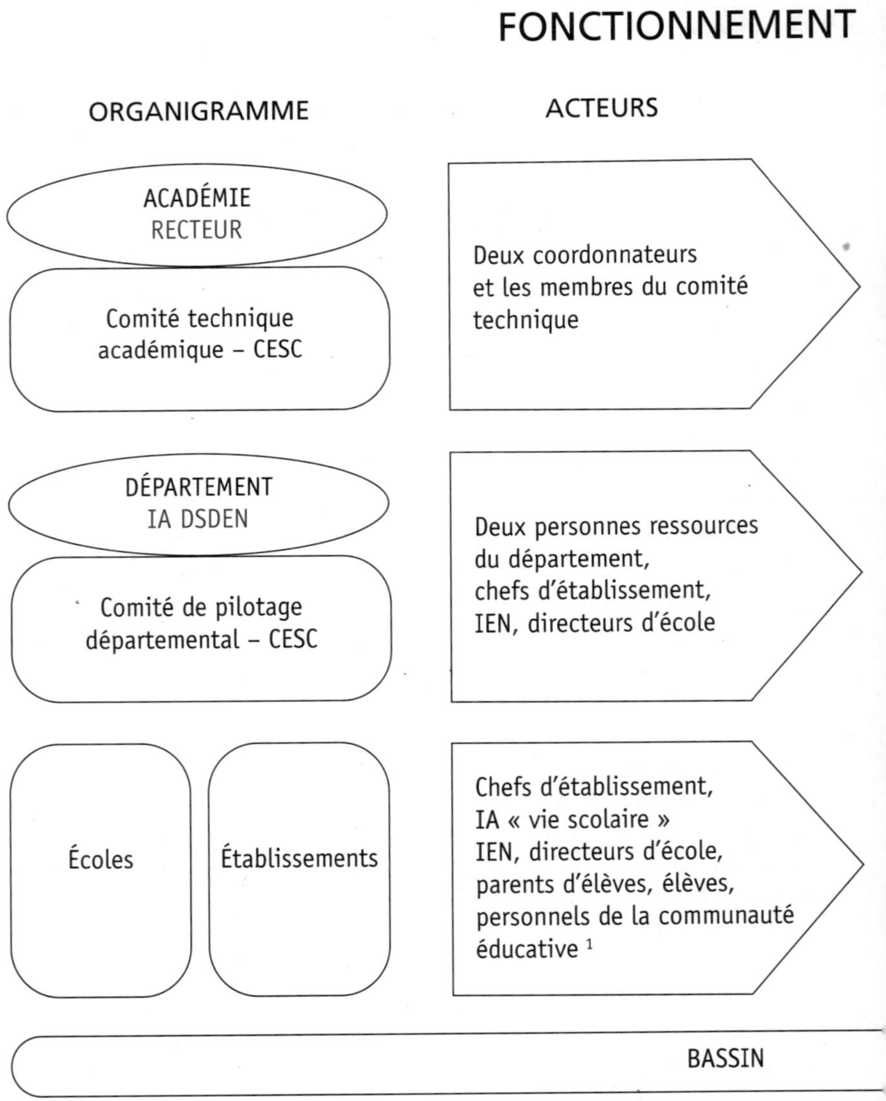

1. Médecins et infirmières, assistants sociaux scolaires, CPE, enseignants, COP, personnels ATOS...
2. CLSPD : Comités locaux de sécurité et de prévention de la délinquance ; CEL : Contrats éducatifs locaux ; REP : Réseaux d'éducation prioritaire.

DES CESC

PARTENAIRES	RÔLES
Préfet de Région, DRASS, autres services de l'État, Conseil régional	• Impulser et coordonner la politique académique en lien avec les orientations nationales et le projet d'académie. • Organiser la formation. • Instruire et accompagner les projets des établissements.
Préfet du département, DDASS, Services de justice, Conseil régional, Police, gendarmerie, douane, DDJS	• Développer la stratégie départementale. • Coordonner les actions conduites en lien avec les chefs de projets « toxicomanie » mis en place par les préfets. • Travailler en réseau avec les GLSPD, les CEL et les REP [2].
Collectivités locales, Service de santé et de sécurité, Police, justice (PJJ), gendarmerie, Associations habilitées, MJC, centres sociaux	• Élaborer les projets. • Conduire et évaluer les actions. • Relayer, appliquer les politiques académiques et départementales, en équipe pluri-catégorielle et en lien avec les partenaires locaux, dans le cadre du projet d'établissement ou d'école.
	Mutualiser les expériences, et faciliter un travail en réseau.

Glossaire

L'Éducation nationale utilise beaucoup de termes ou de sigles inconnus des candidates. Pour vous aider dans vos recherches, en voici quelques-uns que nous explicitons. Pour consulter une liste plus exhaustive rendez-vous sur le site du ministère de l'Éducation nationale – eduscol – ou tapez sur votre moteur de recherche : « sigles de l'Éducation nationale ». Certains peuvent recouvrir des sens différents. Veillez donc toujours à vous faire préciser la signification d'un sigle qui vous est donné. Cela vous évitera une possible erreur d'interprétation.

ACMO. Agent chargé de la mise en œuvre des règles d'hygiène et de sécurité (circulaire n° 2000-204 du 16 novembre 2000).

ADES. Association départementale d'éducation pour la santé.

AES. Allocation d'éducation spécialisée.

AFPS. Attestation de formation aux premiers secours. Elle est remplacée par le PSC depuis 2007.

ALS. Sigle employé pour désigner les personnels administratifs de laboratoire et de santé de l'Éducation nationale.

APS. Apprendre à porter secours.

Arrêté. Décision exécutoire à portée générale ou individuelle émanant d'un ministre, d'un préfet, d'un maire, d'un recteur. Il est parfois divisé en articles.

ASE. Aide sociale à l'enfance.
Service départemental placé sous l'autorité du président du conseil général, il a pour mission, selon l'article 40 du Code de la famille, d'apporter un soutien matériel, éducatif et psychologique aux mineurs et à leurs familles, d'organiser des actions collectives visant à prévenir la marginalisation, et de pourvoir aux besoins des mineurs confiés au service. Le travail en partenariat avec les assistantes sociales de ce service existe dès lors que certains élèves ont des difficultés spécifiques.

ASH. Adaptation scolaire et scolarisation des élèves handicapés (remplace AIS).

ATOS. Sigle employé pour désigner les personnels administratif, technique, ouvrier, social ainsi que les personnels de service et de santé.

AVS-co. Auxiliaire de vie scolaire pour l'intégration collective des enfants handicapés (en CLIS, en UPI).

AVS-i. Auxiliaire de vie scolaire pour l'intégration individuelle des enfants handicapés (écoles primaires – maternelles et élémentaires –, collèges, lycées).

CA. Conseil d'administration.
Organe de décision d'un établissement du 2d degré (collège, lycée professionnel, lycée d'enseignement général et/ou technique), il est composé, outre du chef d'établissement, des représentants de l'administration, des personnels, des élèves et des parents ainsi que des représentants des collectivités territoriales concernées (commune, conseil général, conseil régional). Toute action d'éducation à la santé doit être présentée au conseil d'administration.

CAMSP. Centre d'action médico-social précoce.

CCAS. Centre communal d'action sociale.

CDA. Commission des droits et de l'autonomie.
Elle se substitue aux anciennes CDES et COTOREP ; elle siège à la MDPH (Maison départementale pour les personnes handicapées).

CDDP. Centre départemental de documentation pédagogique.

CDOEA. Commission départementale d'orientation vers les enseignements adaptés du 2d degré (arrêté du 14 juin 2006 qui modifie légèrement l'arrêté du 7 décembre 2005).

CE. Conseil d'école.
Organe de décision de l'école, composé de l'ensemble des maîtres (conseil des maîtres) et des représentants des parents d'élèves et de la commune. L'infirmière et le médecin scolaire peuvent assister au conseil d'école pour toutes les questions qui les concernent, notamment pour présenter les actions d'éducation à la santé.

CEL. Contrat éducatif local
(Circulaire n° 98-144 du 9 juillet 1998 – circulaire interministérielle n° 00156 du 25 octobre 2000 – circulaire n° 2000-208 du 22 novembre 2000 concernant l'aménagement du temps des élèves.)
Ce contrat est placé sous l'autorité conjointe du préfet et de l'inspecteur d'académie. Il propose une articulation entre les différents temps scolaires, périscolaires et extrascolaires, en précisant la complémentarité et l'interaction mais aussi les spécificités de chacun des intervenants dans le respect des rythmes

de vie et des jeunes. Des aides éducateurs assurent l'encadrement des activités (circulaire du 22 novembre 2000).

CESC. Comité d'éducation à la santé et à la citoyenneté (circulaire n° 2006-197 du 31 novembre 2006).

CG. Conseil général.

CHS. Commission d'hygiène et de sécurité.
Instance chargée dans les établissements où elle existe, et obligatoirement dans les lycées techniques ou professionnels, de promouvoir la formation à la sécurité, tant en ce qui concerne les élèves que les personnels. Elle doit notamment contribuer à l'amélioration des conditions d'hygiène et de sécurité dans l'établissement et ce plus particulièrement dans les ateliers (circulaire n° 93-306 du 26 octobre 1993).

CIDAG. Centre d'information et de dépistage anonyme et gratuit.

Circulaire. Décision exécutoire créant des droits et des obligations à l'égard des administrés.

Classes relais. Elles accueillent des jeunes sous obligation scolaire en risque de déscolarisation ou en rupture de scolarité. Ils bénéficient alors d'un encadrement pédagogique et éducatif renforcé combinant les compétences d'enseignants et d'éducateurs. Ces dispositifs s'appuient sur un partenariat actif entre l'Éducation nationale, la PJJ, les collectivités territoriales, le tissu associatif de proximité et les familles. Aucun jeune ne doit quitter le système de formation initiale sans qualification conformément aux objectifs de la loi d'orientation du 10 juillet 1989. (Voir circulaire n° 2006-129 du 21 août 2006.)

CLIS. Classe d'intégration scolaire.

CLS. Contrat local de sécurité.
Dispositif lancé en 1997 et permettant d'organiser le partenariat actif et permanent avec les acteurs locaux (différents corps de l'État dont l'Éducation nationale, les collectivités territoriales, etc.) qui sont en mesure d'apporter une contribution à la sécurité et à la prévention. Il s'appuie sur un diagnostic et son suivi. Les actions entreprises dans ce cadre ont pour objectif de lutter contre la violence et l'exclusion mais aussi de sensibiliser le jeune public aux comportements citoyens.

CLSPD. Conseil local de sécurité et de prévention de la délinquance (décret et circulaire du 17 juillet 2002).

CMP. Centre médico-psychologique.

CMPP. Centre médico-psycho-pédagogique.

CNDP. Centre national de documentation pédagogique.
Établissement public national chargé des transmissions, de la documentation, de l'édition, de l'ingénierie éducative auprès des établissements scolaires et universitaires. Il coordonne l'activité des *centres régionaux de documentation pédagogique* (CRDP) qui sont au nombre de 31 (un par académie), au sein desquels on peut trouver :
- un service d'ingénierie éducative qui apporte les conseils techniques pour l'utilisation des nouvelles technologies de l'information et de la communication ;
- une librairie où se vendent notamment les documents édités dans tout le réseau SCÉRÉN (les CDDP ont également leur point de vente) ;
- une médiathèque où les enseignants peuvent emprunter ou consulter des documents pédagogiques, multimédias entre autres.
L'action des CRDP se prolonge dans les *centres départementaux de documentation pédagogique* (CDDP) implantés dans chaque département.

CNED. Centre national d'enseignement à distance.
Établissement public du ministère de l'Éducation nationale, il a pour mission de dispenser un enseignement et des formations à distance, en faisant appel aux nouvelles technologies de l'information et de la communication dans le cadre de la formation initiale, de la formation professionnelle continue et de l'éducation permanente. Pour la préparation au concours d'entrée à l'Éducation nationale concernant les infirmières, s'adresser au CNED, 100 rue Hénon, 69004 Lyon.

CODES. Comité départemental d'éducation pour la santé.

Conseil de classe. Institué dans les collèges et les lycées pour chaque classe, sous la présidence du chef d'établissement ou de son représentant, il permet l'évaluation et l'orientation des élèves, en présence de tous les enseignants de la classe, des délégués des élèves et des délégués des parents d'élèves. Le conseiller principal d'éducation et le conseiller d'orientation sont membres du conseil, ainsi que l'infirmière, le médecin ou l'assistante sociale, s'ils ont eu à connaître le cas d'un ou plusieurs élèves de cette classe.

CPE. Conseiller principal d'éducation.
Il est chargé du suivi des élèves dans tous les domaines de la vie scolaire. Il coordonne le travail des surveillants et des maîtres d'internat en ce qui concerne la surveillance des entrées et des sorties des élèves ainsi que l'absentéisme.

Il a un rôle important dans la formation des délégués des élèves. C'est un partenaire incontournable pour l'infirmière (circulaire de l'Éducation nationale du 28 octobre 1982).

CR. Conseil régional.

CRDP. Centre régional de documentation pédagogique.

CUCS. Contrat urbain de cohésion sociale.
Le comité interministériel des villes du 9 mars 2006 a lancé le CUCS qui succède au contrat de ville (voir les documents à ce nom sur Internet). Dans le cadre des projets de ces nouveaux contrats (2007-2012), l'intervention de l'État en faveur des quartiers en difficulté sera centrée sur cinq champs prioritaires. Actions en partenariat qui concerne les infirmières scolaires : réussite éducative, prévention de la délinquance et citoyenneté, santé, emploi et développement de l'activité, habitat et cadre de vie. Des programmes d'actions sont mis en place dans ces quartiers. Un partenariat entre les services de l'État, les associations et les usagers (santé communautaire) est en cours d'organisation.

CVL. Conseil de la vie lycéenne.
C'est le conseil des délégués pour la vie lycéenne (circulaire n° 2005-067 du 15 avril 2005 ; décret n° 85-924 du 30 août 1985 modifié [art. 30, 30-1, 30-2]).

Décret. Décision exécutoire à portée générale ou individuelle émanant soit du Président de la République, soit du Premier ministre.

Démarche de soins. Suite d'opérations qui a pour finalité la prestation de soins individualisés continus et adaptés aux besoins d'une personne. Elle s'appuie sur une analyse rigoureuse de la situation et comprend cinq étapes : analyse de situation, choix des priorités et définition des objectifs, définition de la stratégie d'action, suivi de celle-ci, évaluation.

DIFOR 2 ou DIFOP. Division de la formation (continue, pour les personnels non enseignants).

DREES. Direction de la recherche, des études, de l'évaluation et des statistiques.

Enfant maltraité. Enfant victime de violences physiques, d'abus sexuels, de cruauté mentale, de négligences lourdes ayant des conséquences graves sur son développement physique et psychologique.

Enfant en risque. Celui qui connaît des conditions d'existence qui risquent de mettre en danger sa sécurité, sa moralité, son éducation ou son entretien, mais qui n'est pas pour autant maltraité.

EPE. Équipe pluridisciplinaire d'évaluation (dans la MDPH).

Équipe éducative. Elle est composée des personnes auxquelles incombe la responsabilité éducative d'un élève ou d'un groupe d'élèves. Elle comprend le directeur d'école, le ou les maîtres et les parents concernés, les personnels du RASED intervenant dans l'école, le médecin et l'infirmière scolaire, les intervenants participant à des actions d'intégration d'enfants en situation de handicap. Le directeur peut recueillir l'avis des agents spécialisés des écoles maternelles (décret n° 90- 788 du 6 septembre 1990). On peut inclure les aides-éducateurs. Dans les établissements, on parle de communauté éducative. Celle-ci rassemble tous ceux qui participent à la formation des élèves de l'établissement ou qui sont en relation avec eux.

Équipe médico-sociale. Elle a une mission générale de promotion de la santé en faveur des élèves. Les personnels qui la constituent, lesquels travaillent souvent en partenariat, sont soumis au secret professionnel. En primaire, elle est composée d'un médecin scolaire et d'une infirmière scolaire, une secrétaire assurant le travail administratif dans un centre médico-scolaire. Dans les collèges, le médecin, l'infirmière et l'assistante sociale travaillent en partenariat sur un secteur. Dans les lycées, l'infirmière, qui est affectée à temps plein ou à mi-temps à un établissement, travaille en partenariat avec le médecin et l'assistante sociale du secteur correspondant.

ER. Enseignant référent pour la scolarisation des enfants handicapés.

ESS. Équipe de suivi de scolarité (pour les élèves en situation de handicap ou en enseignement adapté).

GIP. Groupement d'intérêt public (voir PRSP).

GRETA. Groupement d'établissements pour la formation continue.
Ils peuvent regrouper des collèges, lycées, lycées professionnels autour d'un établissement support. Ils sont animés par des *conseillers en formation continue* (CFC) qui prospectent les besoins et exploitent le potentiel de l'Éducation nationale pour mettre en place des stages de nature très différente.

GRSP. Groupement régional de santé publique (voir PRSP).

IA-IPR DSDEN. Inspecteur d'académie. Inspecteur pédagogique régional. Directeur des services départementaux de l'Éducation nationale.

IA-IPR VS. Inspecteur d'académie. Inspecteur pédagogique régional « Vie scolaire ».

ICTD. Infirmière conseillère technique départementale.

ICTR. Infirmière conseillère technique rectorale.

IEN ASH. Inspecteur de l'Éducation nationale en charge de l'adaptation scolaire et de la scolarisation des élèves handicapés.

IEN CCPD. Inspecteur de l'Éducation nationale en charge d'une circonscription du 1er degré, c'est-à-dire d'une zone géographique regroupant le secteur (ensemble des écoles pré-élémentaires et élémentaires) de plusieurs collèges.
Les IEN assurent quatre missions fondamentales : une mission d'impulsion de la politique éducative souhaitée par le ministère et l'inspecteur d'académie, une mission d'évaluation de cette politique, une mission d'inspection des personnels enseignants du 1er degré et une mission d'animation et de formation de ces personnels. L'IEN a la responsabilité des écoles primaires (maternelles et élémentaires) sur les plans pédagogique et administratif. Il peut impulser des projets « santé et citoyenneté » sur sa circonscription. Il peut solliciter l'infirmière pour mettre en place des formations pour les enseignants (APS - Risques majeurs - Maltraitance).

IME. Institut médico-éducatif.

IMP. Institut médico-pédagogique.

IMPRO. Institut médico-professionnel.

INAVEM. Institut national d'aide aux victimes et de médiation.
Fédération nationale sous convention du ministère de la Justice et du ministère de l'Éducation nationale. Elle regroupe cent cinquante associations d'aide aux victimes dont elle garantit la qualité des interventions. Ces associations accueillent toute personne s'estimant victime d'une agression et travaillent en liaison avec toute instance accueillant des victimes (tribunaux, police, gendarmerie, cabinets d'avocats, services sociaux). Auprès des antennes départementales de l'INAVEM, on peut trouver accueil, conseil, écoute, aide aux démarches administratives à entreprendre, parfois suivi psychologique pour éviter le stress post-traumatique. Une convention de partenariat a été signée entre l'INAVEM et l'Éducation nationale en mars 1999. Elle est renouvelée régulièrement pour favoriser la mise en place d'un dispositif de prise en charge et de suivi des personnes victimes de violences au sein de l'institution.

IUT. Institut universitaire de technologie.

LEA. (ex-EREA). Lycée d'enseignement adapté.
(BOÉN n° 22 du 1er juin 1995, circulaire n° 95-127 du 17 mai 1995.) Il dispense un enseignement général, technologique et professionnel à des jeunes

présentant des handicaps mentaux légers ou des handicaps moteurs ou physiques. Les élèves sont pour la plupart en internat où ils sont pris en charge par des éducateurs.

MAS. Maison d'accueil spécialisée.

MDPH. Maison départementale des personnes handicapées.
(Guichet unique pour les enfants et les adultes.) Ses fonctions sont d'information, d'aide, d'accompagnement, de conseil auprès de la personne en situation de handicap, et de sensibilisation des citoyens à la problématique du handicap.
En référence à la loi du 11 février 2005 et de ses décrets d'application, dans chaque département, elle offre un accès unifié aux droits et prestations prévues pour les personne en situation de handicap.

NEMI. Nouvelle échelle métrique de l'intelligence.
Alfred Binet et Théodore Simon proposent en 1905 la première échelle métrique de l'intelligence. C'est une échelle de développement qui estime le degré de développement intellectuel de l'enfant. À l'origine, les items (questions) ne faisaient pas appel aux connaissances mais uniquement au développement mental. Après la mort de Binet, en 1912, M. Stern introduit le QI, puis, dans les années 60, René Zazzo introduit le NEMI.

OMS. Organisation mondiale de la santé.

PAI. Projet d'accueil individualisé.
Il concerne l'élève porteur d'une maladie chronique ou évolutive (circulaire du 9 septembre 2003).

Pharmacodépendance. État psychique, et quelquefois également physique, résultant de l'interaction entre un organisme vivant et une drogue, et se caractérisant par des modifications du comportement et d'autres réactions qui comprennent toujours une pulsion à prendre de la drogue de façon continue ou périodique afin de retrouver ses effets psychiques et quelquefois d'éviter le malaise de sa privation. Cet état peut s'accompagner ou non de tolérance. Un même individu peut être dépendant de plusieurs drogues.

PJJ. Protection judiciaire de la jeunesse.
C'est un service du ministère de la Justice. Il a pour fonction la prise en charge éducative des mineurs en danger et des mineurs délinquants. Ce service concerne aussi les jeunes majeurs de 18 à 21 ans, à leur demande. Les éducateurs de la PJJ agissent sur mandat. Ils sont saisis par le juge des enfants, le procureur de la République ou le juge d'instruction.

PMI. Protection maternelle et infantile.
Elle peut se définir comme l'ensemble des mesures médico-sociales techniques, administratives et financières visant à protéger la santé de la future mère et de la mère et de l'enfant de 0 à 5 ans révolus. Les objectifs et missions de la PMI ont évolué au cours des années en fonction de la conjoncture médico-sociale. En référence à la loi n° 2007-293 du 5 mars 2007 réformant la protection de l'enfance (article 1er - Missions de la PMI), la PMI réalise un bilan de santé des enfants de 3-4 ans afin de diagnostiquer les éventuels troubles du développement psychomoteur chez l'enfant. Il participe aussi à l'intégration des enfants en situation de handicap. Le dossier médical est transmis au médecin et à l'infirmière de l'Éducation nationale pour être inclus dans le dossier médical scolaire de l'enfant concerné.

PPAP. Programme personnalisé d'aide et de progrès.
(BOÉN n°44 du 26 novembre 1998, BOÉN n° 42 du 23 novembre 2000, BOÉN n° 13 du 29 mars 2001). Le programme se bâtit avec l'élève et sa famille. Il s'appuie sur toutes les activités mises en place par l'enseignant. Il concerne les élèves qui ont des difficultés scolaires récurrentes. Une analyse collective des difficultés de l'élève est faite par l'enseignant, le RASED, et, le cas échéant, l'infirmière et/ou le médecin scolaire. À la suite de quoi, des remédiations sont proposées à l'élève et sa famille.

PPMS. Plan particulier de mise en sûreté.
(Circulaire n° 2002-119 du 29 mai 2002 – voir BOÉN hors-série n° 3 du 30 mai 2002.)

PPC. Plan personnel de compensation du handicap.

PPRE. Projet personnalisé de réussite éducative.
Pour l'année scolaire 2006-2007, il concernait les élèves en difficultés scolaires de CP, CE1 et 6e. Il y aura progressivement une généralisation aux autres niveaux. La loi du 23 avril 2005, dite d'orientation et de programme pour l'avenir de l'école, prévoit dans son article 16 « qu'à tout moment de la scolarité obligatoire, lorsqu'il apparaît qu'un élève risque de ne pas maîtriser les connaissances et les compétences indispensables à la fin d'un cycle, le directeur d'école ou le chef d'établissement propose aux parents de mettre en place un programme personnalisé de réussite éducative ». Voir à ce sujet les deux décrets du 24 août 2005 relatifs aux dispositifs d'aide et de soutien pour la réussite des élèves à l'école et au collège. Les compléter par la circulaire du 25 août 2006.

PPS. Projet personnalisé de scolarisation pour un élève en situation de handicap (Loi du 11 février 2005).

Projet d'établissement. Ce projet est l'ensemble cohérent des méthodes et des moyens spécifiques que l'établissement se donne pour atteindre les objectifs nationaux de réussite des élèves, en analysant les données de son environnement, les contraintes auxquelles il est soumis et les avantages dont il dispose. Il peut comprendre un volet santé. Il conjugue trois exigences complémentaires : la volonté collective d'une communauté particulière, l'initiative individuelle, la responsabilité personnelle de chacun des membres de cette communauté.

PRSP. Plan régional de santé publique.
La loi relative à la politique de santé publique du 9 août 2004 affirme la responsabilité de l'État vis-à-vis de la protection de la santé de la population. L'échelon régional est choisi pour la mise en œuvre de cette politique nationale de santé publique. Pour cela, un plan régional de santé publique est arrêté par le préfet qui travaille en lien avec la *Conférence régionale de santé.* Ce plan concourt à la réalisation des objectifs nationaux à l'échelon de la région en tenant compte des problématiques régionales spécifiques. Pour la mise en œuvre du PRSP, le préfet s'appuie sur le *groupement régional de santé publique* (GRSP), opérateur créé sous la forme d'un *groupement d'intérêt public* (GIP).

PSC1. Prévention et secours civiques de niveau 1 (arrêté du 24 juillet 2007). Elle remplace l'AFPS (Attestation de formation aux premiers secours).

RASED. Réseaux d'aide spécialisée aux élèves en difficulté.
(Circulaire n° 2002-113 du 30 avril 2002). Placés sous la responsabilité de *l'inspecteur de l'Éducation nationale de la circonscription* (IEN), ils regroupent des enseignants spécialisés. En liaison avec les parents et les enseignants, les personnels du RASED ont pour mission de contribuer à prévenir et à réduire les difficultés éprouvées par les élèves en leur permettant de tirer le meilleur profit de leur scolarité. Le réseau est impliqué dans le suivi des projets d'intégration et dans l'évaluation de leurs évolutions.

REP. Réseau d'éducation prioritaire.

SAPAD. Service d'assistance pédagogique à domicile.

SCÉRÉN. Services culture éditions ressources pour l'Éducation nationale.
Le réseau qu'il constitue rassemble le CNDP (Centre national de documentation pédagogique), les CRDP (Centres régionaux de documentation pédagogique),

les CDDP (Centres départementaux de documentation pédagogique), les CLDP (Centres locaux de documentation pédagogique).

Secret professionnel. « La révélation d'une information à caractère secret par une personne qui en est dépositaire, soit par état ou par profession, soit en raison d'une fonction ou d'une mission temporaire, est punie d'un an d'emprisonnement et de 15 000 € d'amende. » (Article 226-13 du Code pénal.) Il conviendra de préciser qu'un amendement récent permet à un soignant de signaler des faits concernant un mineur (moins de 18 ans) même si on n'a pas obtenu l'accord de celui-ci pour cela. Parfois il faut protéger le jeune mineur malgré lui. À cela s'ajoute la notion de secret partagé : avec les maires, les assistantes sociales, les éducateurs, la CAF (Caisse d'allocations familiales) qui peuvent fournir des informations confidentielles pour une meilleure efficacité de l'action sociale (ceci entraîne une polémique de la part des professionnels de l'action sociale) mais aussi dans une certaine mesure avec les conseillers principaux d'éducation et le proviseur.
L'article 226-14 stipule cependant que l'article 226-13 du Code pénal n'est pas applicable dans les cas où la loi impose ou autorise la révélation du secret. En outre, il n'est pas applicable à celui qui informe les autorités judiciaires, médicales ou administratives de sévices ou privations dont il a eu connaissance et qui ont été infligés à un mineur de quinze ans ou à une personne qui n'est pas en mesure de se protéger en raison de son âge ou de son état physique.

SEGPA. Section d'enseignement général et professionnel adapté.
(Circulaire n° 96-167 du 20 juin 1996, note de service n° 98-128 du 19 juin 1998, circulaire n° 2006-139 du 29 août 2006 portant sur les EGPA – Enseignements généraux et professionnels adaptés dans le 2^{d} degré.) Unité spécifique annexée à un collège, elle accueille à partir de 12 ans des élèves rencontrant de grandes difficultés d'apprentissage et orientés par la CDOEA (voir plus haut).

SESSAD. Service d'éducation et de soins spécialisés à domicile.

Signalement. Action d'aviser les autorités administratives ou judiciaires des mauvais traitements à enfants dont le fonctionnaire a eu connaissance. Ne pas signaler, c'est se rendre coupable du délit d'omission de porter secours à personne en danger. S'il y a urgence, il faut saisir l'autorité judiciaire (procureur de la République auprès du tribunal de grande instance). S'il y a rumeur ou suspicion, le signalement est fait à l'aide sociale à l'enfance (conseil général). Il se fait par fax en cas d'urgence avec confirmation écrite sous couvert du conseiller technique. La loi n° 2007-293 du 5 mars 2007 est en cours d'application à l'heure de l'édition de cet ouvrage.

SST. Sauveteur secouriste du travail.

UPI. Unité pédagogique d'intégration.
Les UPI sont des structures pédagogiques d'appui à l'intégration scolaire des collégiens en situation de handicap. Elles sont différenciées par types de handicap. C'est, au collège, la poursuite des CLIS de l'école primaire. Certaines UPI peuvent également être implantées en lycée.

WISC. *Wreschler Intelligence Scale for Children*.
Il s'agit d'une batterie de tests pour mesurer l'intelligence.

ZEP. Zones d'éducation prioritaire.
Elles ont été créées en 1982. Elles regroupent des écoles, des collèges et des lycées dont le secteur de recrutement pose des problèmes sociaux aigus et qui connaissent un échec scolaire important. Les *réseaux d'éducation prioritaire* (REP) associent à des établissements classés en ZEP d'autres écoles, collèges et lycées appartenant au même secteur scolaire et ne remplissant pas l'ensemble des conditions pour en bénéficier. Chaque réseau doit mettre en place un contrat de réussite dans lequel il définit ses priorités.

Bibliographie

La presse

Pour rester en prise avec l'actualité, nous vous conseillons la lecture de la presse locale et nationale ainsi que des titres suivants :

Actualité et Dossier en santé publique (trimestriel).
Haut Comité de la santé publique, 8, avenue de Ségur, 75350 Paris Cedex 7
www.hcsp.fr

Bulletin épidémiologique (hebdomadaire).
Ministère de l'Emploi et de la Solidarité / www.invs.sante.fr

L'Infirmière Magazine (mensuel).
1, rue E.-et-A. Peugeot, 92856 Rueil-Malmaison Cedex

La Revue de l'infirmière (mensuel).
Elsevier Masson, 62, rue Camille-Desmoulins, 92442 Issy-les-Moulineaux Cedex
www.france.elsevier.com

La Santé de l'homme (bimensuel).
Revue de la prévention et de l'éducation pour la santé,
INPES, 42, boulevard de la Libération, 93203 Saint-Denis Cedex
Tél. : 01 49 33 22 22 / www.inpes.sante.fr

Le Monde de l'éducation (mensuel).
80, boulevard Auguste-Bianqui, 75707 Paris Cedex 13
www.lemonde.fr/mde

Les revues professionnelles peuvent être obtenues par abonnement ou être consultées dans les *instituts de formation en soins infirmiers* (IFSI). Il existe encore d'autres périodiques édités par les associations (prévention routière, prévention de l'alcoolisme, etc.). Signalons aussi :

ADOSEN (bulletin d'information trimestriel).
25, rue des Tanneries, 75013 Paris
Tél. : 01 44 08 50 00 / www.adosen-sante.com

L'École des parents (bimestriel).
18-24, quai de la Marne, 75164 Paris Cedex 19
www.ecoledesparents.org

L'Enfance majuscule (bimensuel).
164 ter, rue d'Aguesseau, 92100 Boulogne.
www.enfance-majuscule.com

Le Journal du Droit des jeunes (10 n°/an).
16, passage Gatbois, 75012 Paris.
www.droitdesjeunes.com

Textes et Documents pour la classe (TDC).
On les trouvera au CNDP, dans les CRDP, les CDDP ou les CDI.

Les ouvrages

Les ouvrages ont été classés par thèmes pour en faciliter l'exploitation. Les plus anciens sont devenus de véritables références par l'importance de leur propos.

Adolescence

BOCHEREAU Denis, JEAMMET Philippe, *La Souffrance des adolescents. Quand les troubles s'aggravent. Signaux d'alerte et prise en charge*, La Découverte, 2007, 223 pages.

BOURCET Stéphane, RASCLE Catherine, TYRODE Yves, *Les Troubles de l'adolescence*, « Vivre et comprendre », Ellipses, 2001, 112 pages.

BRACONNIER Alain, MARCELLI Daniel, *Adolescence et Psychopathologie*, « Les âges de la vie », Masson, 2004, 631 pages.

CHOQUET Marie, RUFO Marcel, *Regards croisés sur l'adolescence, son évolution, sa diversité*, Anne Carrière, 2007, 514 pages.

CORCOS Maurice, JEAMMET Philippe, *Les Dépressions à l'adolescence*, « Psychothérapies », Dunod, 2005, 303 pages.

DELAROCHE Philippe, NAOURI Joseph, *Le Dictionnaire de l'adolescence*, Presses de la Renaissance, 2005, 262 pages.

DHÔTEL Gérard, *Adolescence, Mode d'emploi*, « Librio » n° 768, J'ai lu, 2006.

DADOORIAN Diana, *Grossesses adolescentes*, « La vie de l'enfant », Erès, 2005, 132 pages.

DOLTO Françoise, *La Cause des adolescents*, « Evolution », Pocket, 2003, 384 pages.

EMMANUELLI Michèle, *L'Adolescence*, « Que sais-je ? » n° 102, PUF, 2005, 127 pages.

FIZE Michel, *L'Adolescent est une personne*, Seuil, 2006, 246 pages.

Gabel Marceline, Girodet Dominique, Manciaux Michel, Mignot Caroline, Rouyer Michelle, *Enfances en danger*, « Psychopédagogie », Fleurus, 2002, 773 pages.

Godeau Emmanuelle, Granjean Hélène, Navarro Félix, *La Santé des élèves de 11 à 15 ans en France*, « Baromètres santé », INPES, 2005, 284 pages.

Jeammet Philippe, *Anorexie, Boulimie. Les Paradoxes de l'adolescence*, Hachette Littératures, 2005, 241 pages.

Lesourd Serge, *La Construction adolescente*, « Hypothèses », Erès, 2005, 247 pages.

Pommereau Xavier, *Ado à fleur de peau. Ce que révèle son apparence*, Albin Michel, 2006, 264 pages.

Pommereau Xavier, *Quand l'adolescent va mal*, « Bien être », J'ai lu, 2003, 250 pages.

Vanderlinden Johan, *Vaincre l'anorexie mentale*, « Comprendre », De Boeck Université, 2006, 176 pages.

Conduites à risques

Bailly Daniel, Venisse Jean-Luc, *Conduites addictives, Conduites à risques. Quels liens ? Quelle prévention ?*, « Médecine et psychothérapie », Masson, 2002, 277 pages.

Bastrenta Gisèle, *Face au haschich en collège et lycée*, « Vie scolaire », SCÉRÉN-CRDP de l'académie de Grenoble, 2005, 205 pages.

Bourcet Stéphane, Tyrode Yves, *La Violence des adolescents. Clinique et prévention*, « Enfances », Dunod, 2006, 187 pages.

Colin Gwenaëlle, Franchi Vijé, *Prévenir la violence au collège. À travers le dispositif « Parlons tabou »*, « Repères pour agir. Dispositifs », SCÉRÉN-CRDP de l'académie d'Amiens, 2005, 162 pages.

Curtet Francis, *La Drogue*, « Les essentiels », Milan, 2004, 63 pages.

Huerre Patrice, *L'Absentéisme scolaire. Du normal au pathologique*, Hachette Littératures, 2006, 336 pages.

Le Breton David, *Conduites à risque. Des jeux de mort au jeu de vivre*, « Quadridge », PUF, 2004, 223 pages.

Lowenstein William, *Ces dépendances qui nous gouvernent. Comment s'en libérer ?*, « Le Livre de Poche », Librairie générale française, 2007, 317 pages.

Ministère de l'Éducation nationale, *Prévention des risques de prosélytisme sectaire*, « Repères », SCÉRÉN-CNDP, 2002, 55 pages.

Pommereau Xavier, *L'Adolescent suicidaire*, « Enfances », Dunod, 2005, 288 pages.

Simon Victor, *Abus sexuels sur mineurs*, Armand Colin, 2004, 208 pages.

Addictions. Quelle prévention à l'adolescence ?, Lien social n° 779, 2006, 32 pages (dossier consultable en ligne sur le site de la revue).

Les Ados accros sont-ils heureux ?, Psycho Média n° 8, Éd. TPMA, 2006, 82 pages.

Loi Evin. Prévention du tabagisme en milieu scolaire. Outil d'aide à l'action, CRAES-CRIPS Rhône-Alpes, 2004, 51 pages.

Éducation pour la santé

ATHÉA Nicole, *Parler de sexualité aux ados*, Eyrolles, 2006, 311 pages.

BROUSSOULOUX Sandrine, HOUZELLE-MARCHAL Nathalie, *Éducation à la santé en milieu scolaire. Choisir, élaborer et développer un projet*, « Dossiers Varia », INPES, 2006, 139 pages.

BURY Jacques A., *Éducation pour la santé. Concepts, enjeux, planifications*, « Savoirs et Santé », De Bœck Université, 1997, 235 pages.

CROSNIER Sylvie, NAULLEAU Annie, *Hygiène, Prévention, Secourisme*, « Plein pot », Foucher, 2005, 143 pages.

DESCHAMPS Jean-Pierre, « Porter un regard nouveau sur l'éducation à la santé », *Environnement et Santé publique*, 34, n° 11, 1984, p. 485-497.

DUPAS Pascale (coord.), *Tabac, Cannabis... et Jeunes. Guide méthodologique pour l'intervention en milieu scolaire*, CRAMIF, OFT, 2004, 31 pages, réf. n° 404627.

GUIGNÉ Christophe, PICOD Chantal, *Éducation à la sexualité au collège*, « Vie scolaire », SCÉRÉN-CRDP de l'académie de Grenoble, 2005, 232 pages.

MANCIAUX Michel (*et al.*), *Santé publique. Santé de la communauté*, SIMEP, 1980, 443 pages.

PELÈGE Patrick, PICOD Chantal, *Éduquer à la sexualité. Un enjeu de société*, « Enfances », Dunod, 2006, 262 pages.

Apprendre à porter secours, « Repères », SCÉRÉN-CNDP, 2007, 87 pages.

Bien dans son corps, DVD Vidéo, « Dévédoc », SCÉRÉN-CNDP, 2001.

L'Éducation à la sexualité au collège et au lycée, « Repères », SCÉRÉN-CNDP, 2005, 64 pages.

L'Éducation à la sexualité. Guide d'intervention, « Repères », SCÉRÉN-CNDP, 2005, 64 pages.

Fourchettes et Baskets. Outil d'intervention en éducation pour la santé (6e, 5e, 4e et 3e), C.D.ROM, INPES, 2006.

Handicap

BUGNON Jean-Louis, DAVID Jean, LECOMTE Jean-Michel, PERCEAU Jean, *Handicap au quotidien. Scolarisation des enfants porteurs de handicap : cycle 1, 2 et 3*, SCÉRÉN-CRDP de Bourgogne, 2006, 143 pages.

CATHELINE Nicole, *Psychopathologie de la scolarité*, « Les âges de la vie », Masson, 2007, 335 pages.

EDOUARD Marc, *Agrandir la vie*, SCÉRÉN-CRDP de l'académie d'Amiens, 2003, 173 pages.

LESAIN-PONS Marie-Hélène (dir.), *Guide de l'information dans le domaine de l'éducation des jeunes présentant des besoins éducatifs particuliers*, SCÉRÉN-CRDP Nord-Pas-de-Calais, 2006, 392 pages.

LOUIS Jean-Marc, RAMOND Fabienne, *Scolariser l'élève handicapé*, « Enfances », Dunod, 2006, 265 pages.

SARRALIÉ Christian, *Réadaptation scolaire d'adolescents traumatisés crâniens*, SCÉRÉN-CRDP Nord-Pas-de-Calais, 2004, 331 pages.

Enquête sur le rôle des dispositifs médico-social, sanitaire et pédagogique dans la prise en charge des troubles complexes du langage, La Documentation française, rapport 2002.

Guide handiscol pour la scolarisation des élèves et des adolescents handicapés, ministère de l' Éducation nationale. Nouvelle version : février 2007, 36 pages, consultable sur les sites suivants : www.education.gouv.fr et www.eduscol.education.fr

Le Handicap à l'école, Cahiers d'Éducation & Devenir n° 7, SCÉRÉN-CRDP de l'académie de Lyon, mai 2006, 68 pages.

Réussite de la scolarisation des enfants handicapés. Accompagnement dans leur scolarité. Attractivité du métier d'auxiliaire de vie scolaire. 19 propositions concrètes pour améliorer la mise en œuvre de la loi de 2005, rapport de Guy Geoffroy, site de l'Éducation nationale.

Institutions

AUDUC Jean-Louis, *L'École en France*, « Repères pratiques », Nathan, 2006, 159 pages

AUDUC Jean-Louis, *Le Système éducatif français*, « Professeur aujourd'hui SCÉRÉN/CRDP de l'académie de Créteil, 2006, 284 pages.

DELMAS Philippe, SLIWKA Corinne, *Ordre infirmier français. Enjeux et perspec* Lamarre, 2007, XXVI-186 pages.

DUBET François, *Les Lycéens*, « Points Essais », Seuil, 1996, 409 pages.

DURAND Damien, *Délégué Flash*, SCÉRÉN-CRDP de l'académie de Grenoble, 2006.

FOTINOS Georges, *Le Climat des écoles primaires*, MGEN, 2006, 239 pages.

FOTINOS Georges, *Le Climat dans les lycées et les collèges*, MGEN, 2006, 123 pages.

FOTINOS Georges, *Lycées et Collèges : le moral des personnels de direction. Constat. Évolution. Propositions*, Étude réalisée pour la MGEN, 2007, 164 pages.

MOULINOT Danièle, ROGEAUX Dominique, CECCALDI Dominique, *Organisation de la santé et de l'action sociale*, « Plein Pot », Foucher, 2001, 127 pages.

PROST Antoine, *Éducation, Société et Politiques. Une histoire de l'enseignement en France de 1945 à nos jours*, « Points Histoire », Seuil, 1997, 254 pages.

Baromètre Santé Jeunes, « Baromètre santé », INPES, 2006.

Bulletin officiel du ministère de l'Éducation nationale (hebdomadaire), sur abonnement ou consultable au CNDP, dans les CRDP, les CDDP ou sur Internet : www.education.gouv.fr/bo.

Le Code de l'éducation, BOÉN n° 7 du 13 juillet 2000.

Les ZEP, entre école et société, « Ressources formation », SCÉRÉN-CNDP/Hachette éducation, 1997, 124 pages.

Pratique infirmière

BERTHET Étienne, *Information et Éducation sanitaires*, « Que sais-je ? », PUF, 1983, 127 pages.

BIECHLER Odile, LEROY Françoise, *Quelques fondamentaux en médecine scolaire*, Elsevier Masson, 2006, 49 pages.

…IÈRE Marie-Françoise, *Soigner… le premier art de la vie*, Masson, 2001, 456 pages.

… Emmanuel, LEYRELOUP Anne-Marie, *Pratique de l'entretien infirmier*, « Souf… …sychiques et soins », Masson, 2000, 155 pages.

… SENETERRE Édith, THOMANN Thérèse, *L'Infirmière scolaire aujourd'hui*, … 222 pages.

…e, *Incident, Accident. Comment agir ?*, SCÉRÉN-CRDP de l'aca… …oble, 2005, 77 pages.

…ançois, *Santé publique*, « Les fondamentaux », Lamarre, 2005,

Lelièvre Nathalie, *Les Obligations de l'infirmier. Responsabilités juridiques et professionnelles*, Heures de France, 2003, 126 pages.

Prayez Pascal, *Julie ou l'aventure de la juste distance*, Lamarre, 2005, 235 pages.

Tison Brigitte, *Soins et Cultures. Formation des soignants à l'approche interculturelle*, Masson, 2007, 247 pages.

Climat scolaire. Prévention des souffrances psychiques et des conduites addictives, Actes des rencontres interacadémiques 2004, SCÉRÉN-CNDP, 2006.

Prise en charge de l'urgence en milieu scolaire. Manuel à l'usage des médecins et infirmières, SCÉRÉN-CRDP de l'académie de Bordeaux, 2001, 64 pages.

Les Nouveaux Cahiers de l'infirmière, numéros 1-2-3-4-5-6-26, Masson.

Préparation à l'examen

Benoist Ghyslaine, *Entraînement flash. Épreuve orale. Concours d'entrée en IFSI*, « Prépa santé », Masson, 2007, 96 pages.

Chevalier Brigitte, *Préparer un examen*, « Méthodologie », Nathan, 1992, 128 pages.

Gioria Régine, *Préparation au concours du secteur sanitaire et social*, Foucher, 2007, 352 pages.

Hulaud-Outy Isabelle, Maga Yacouba Issaka, Lefranc Sylvie, *Thèmes sanitaires et sociaux*, Lamarre, 2006, XXXI-376 pages.

Millet Mathieu, *Réussir les oraux des examens et concours*, « Principes », Jeunes Éditions, 2001, 280 pages.

Nous vous conseillons de suivre les parutions d'ouvrages sur la santé ou l'éducation dans les collections suivantes (complètes, synthétiques, bon marché) : *Les Essentiels* aux éditions MILAN (suicide, sectes, drogue, etc.) ; *Dominos* (sida, alcoolisme, école, etc.) ; *Que sais-je ?* ; *Science et Vie* (dossiers : alimentation, adolescence, dopage, etc.).

Sites Internet (textes parus au JO) :
www. éducation. gouv. fr ; www.drogues.gouv.fr ; www.inpes.sante.fr ; www.journal.officiel.gouv.fr

www.cndp.fr ; www.crdp.ac-lyon.fr

Directeur de la publication :
Claude Baudoin, directeur du CRDP de l'académie de Lyon

Suivi éditorial et secrétariat de rédaction : Guy Prugnol

Conception graphique : Thierry Bouchex

Adaptation graphique et mise en pages : Sandrine Chudet

Couverture : Lydia Montureux

Imprimé en France

JOUVE, 11, bd de Sébastopol, 75001 PARIS

N° 459463A

1er dépôt légal : 4e trimestre 2001 – 2e dépôt légal : 4e trimestre 2002 – 3e dépôt légal : 4e trimestre 2006

Dépôt légal : 2e trimestre 2008 – N° de la publication : 50087/1500

Le directeur : Claude Baudoin